免疫力がぐんぐんアップする

カラダに効く食べ物

病気にならない！

太らない！

医学博士／イシハラクリニック院長

石原結實

日本文芸社

はじめに

免疫力の「疫」は、「病気」を意味します。つまり、免疫力とは「病気を免《まぬが》れる力」。免疫力があるおかげで私たちの健康が保たれていることは、誰しも頭ではわかっていることです。ところが、その仕組みや大切さとなると、理解している人は稀《まれ》でしょうし、日常的に深く考える人など皆無に等しいでしょう。

人間の体には、病原菌の侵入や感染を阻止する「皮膚や毛髪や鼻や喉などの粘膜」、病原菌を殺菌する涙や胃液、さらに体内に侵入した病原菌を破壊・消滅する白血球などの「免疫細胞」など、二重、三重の免疫システムが備わっており、これらが三位一体となって、病原菌から体を守っています。そして、どれかひとつでも免疫システムの働きが悪くなると、病原菌に冒される危険性をはらんでいます。

みなさんが毎日健康に暮らせるのは、食事や睡眠、運動が十分のときです。でも、健康が当たり前になってしまうと、基本的なことさえ忘れてしまうもの。暴飲暴食や睡眠不足も省《かえり》みず夜更《ふ》かしを続ければ、やがて体に不調が現れてきます。これはすなわち、免疫力が低下し体に異常をきたしている状態。毎日当たり前に繰り返していることが、免疫システムをきちんと機能させるためには必要不可欠なのです。中でもとりわけ食事は、免疫機能の維持・活性化に欠かせない栄養素を、直接体内に摂り込む唯一の方法です。免疫力の活性化には、食材への気配りが欠かせません。

漢方には、「身土不二《しんどふじ》」（地元で採れる旬の食材を食べると体によい）という言葉があります。その一方で、私たちの身の周りには、旬も産地も無関係な食材が溢《あふ》れ、食材の旬もわからないのが現実です。あくまで理想は「身土不二」ですが、通年で市場に出回り、手頃な価格で誰もが手に取りやすく、スーパーでも八百屋さんでもコンビニでも売っていて、手軽に食べられる、免疫力アップ効果が大きい食材を、病気予防や療養、健康増進のために活用しない手はありません。

本書は、「いつでも」「誰でも」「手軽に」食べられる、免疫力向上に優れた12種の食材を【基本12食材】とし、毎日食べることをおすすめします。なお、本書を読み始める前に、まずはＰ20の【免疫力低下チェックリスト】で、あなたのいま現在の免疫力をチェックすることから始めましょう。

石原結實

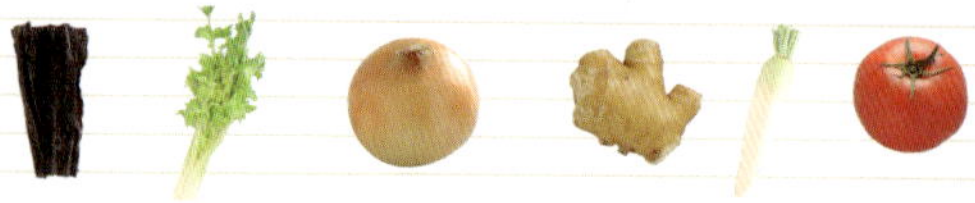

目次

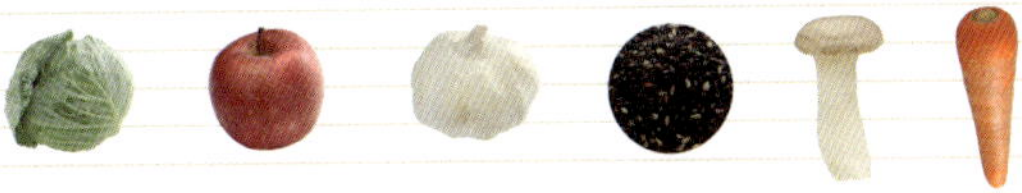

第二章
あきらめるのはまだ早い！その症状を改善する食材

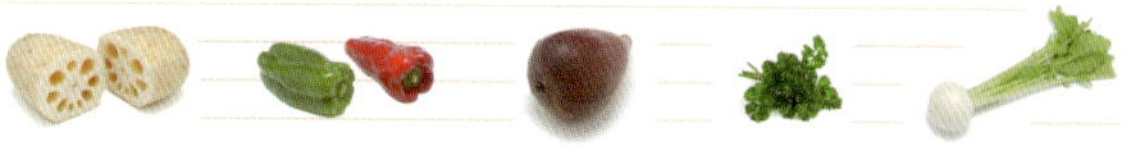

第四章

免疫力をアップして病気予防

第一章

食生活を見直せば医者いらず！

免疫力を上げれば病気知らず――
頭ではわかっていても、現実には
免疫力を下げる生活をしているのが現代人です。
免疫力を上げる一番のポイントは食生活にあります。
免疫効果の高い食材を積極的に食べましょう。

免疫とは？

免疫を簡単に説明すると、外敵の侵入を食い止めつつ、侵入してきた外敵に対して徹底的に攻撃する、いわば自衛隊のようなものです。私たちが健康で過ごせるのも、見えないところで免疫が機能しているおかげです。

免疫には、「皮膚や毛髪」「粘膜」「免疫細胞」と、三重のシステムがあります。これらが三位《さんみ》一体となって体を外敵から守っていることは、【はじめに】でも書きましたが、ではどのように連携をとって、外敵から身を守っているのでしょう。

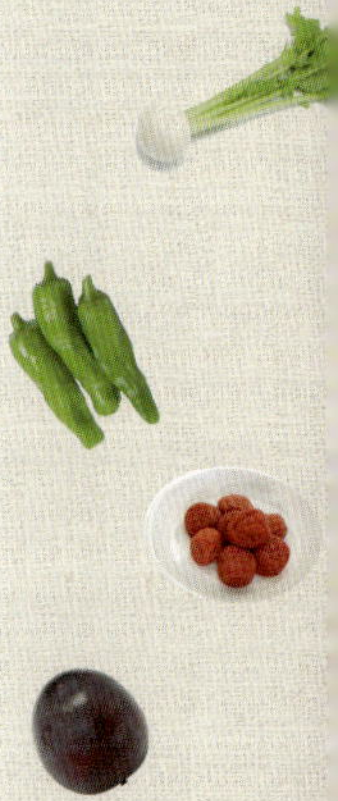

「皮膚や毛髪」は、病原体の侵入を物理的に防ぐだけでなく、皮膚からは酸性液を分泌し殺菌もします。ただ、体はすべて皮膚で覆《おお》われているわけではなく、鼻や口、目、性器など、外部にむき出しの器官もあります。病原体が侵入しやすいこれらの器官は「粘膜」で守られ、粘膜からは免疫抗体や殺菌物質が分泌されています。さらに、口~肛門までの消化管の粘膜にも、免疫機能が備わっていま

す。これらの防御システムをかいくぐって、体内に病原体が侵入すると、腫《は》れや痛み、発熱などの炎症が起こるのですが、その際、細胞からヒスタミンが分泌されます。そしてこれが合図となり、「免疫細胞」のマクロファージや好中球《こうちゅうきゅう》が外敵を攻撃し始めます。これらは生まれながらに備わっていることから、**「自然免疫」**と呼ばれます。

ところが、「自然免疫」では手に負えない強敵も現れます。そんな時に発動する免疫システムが、**「獲得免疫」**です。

強敵に手を焼いたマクロファージは、敵の情報をヘルパーT細胞へと送ります。ヘルパーT細胞はその情報を基に、B細胞やキラーT細胞に指令を発します。指令を受けると、B細胞は抗体を作って病原体を無力化し、キラーT細胞は無力化した病原体や、病原体に冒された細胞までも破壊します。そして、同じ病原体が体内に侵入した時に素早く抗体を作れるように、病原体をせん滅した後も敵の特徴を覚えておくのです。はしかやおたふく風邪に、一度かかると二度と発症しないのは、「獲得免疫」のおかげです。

「皮膚や毛髪」「粘膜」「免疫細胞」の三重システムに、生まれながらに持っている「自然免疫」と、病原体との接触で得る「獲得免疫」の連携があって初めて、免疫機能はきちんと働くのです。

免疫力はなぜ下がる？

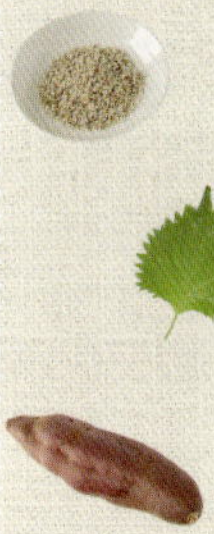

カビやバイ菌、ウイルスなどの病原体から、24時間３６５日私たちを守っている免疫ですが、生活習慣によってはその機能が低下する場合があります。

免疫機能が低下する原因は大きく分けて２つ挙げられます。

①皮膚や粘膜の代謝低下
②体温の低下

①の理由は、Ｐ８にも書いたように、皮膚や粘膜が病原体から体を守る、城壁の役割を果たしているからです。その代謝が低下すると、皮膚や粘膜が免疫器官として正常に機能しなくなり、病原体に侵入されやすくなるのです。

②の理由については、風邪をひいた時のことを考えてみればわかりやすいでしょう。風邪をこじらせると熱が出ることがありますね。この時、体内で何が起こっているかというと、免疫細胞が風邪のウイルスと激しく戦っているのです。体内にはびこったウイルスと戦うためには、免疫細胞を活性化させなければなりませ

ん。そのために、体が熱を発して体温を上げているのです。免疫細胞の活性と体温の関係は密接で、**体温が平熱より1度上がるだけで免疫力は一時的に5～6倍にも増します。逆に体温が1度下がると、免疫力は30％以上も落ちてしまいます。**

皮膚や粘膜が城壁なら、免疫細胞は城の本丸。防衛線の最終ラインであり、もっとも重要な役割を担っているのです。

体温が低下する要因は、いくつもあります。

- **筋肉量の低下**――体熱の40％以上を生み出す筋肉量の低下が体温低下をまねく
- **ストレス**――慢性的ストレスにより分泌されたアドレナリンが血管を収縮し、血行不良で体温が低下する
- **食べ過ぎ**――胃腸に多量の血液が長時間集まり体温が低下する
- **水分のとり過ぎ**――体外に排出し切れずたまった水分が冷えのもとになる
- **薬を頻繁に飲む**――体が化学薬品にストレス反応を起こし、血管が収縮して血流が悪くなり冷える

このほかに、**陰性食材**（P14参照）も体を冷やす原因となります。また**喫煙**や**睡眠不足**も、肉体的なストレスとなり、体温低下をまねき免疫力を低下させます。

免疫力は20歳頃をピークに40代で半減します。普段から免疫力アップを心がけた生活を送ることが、とても大切です。

免疫力を**上げる**ために

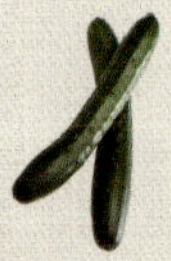

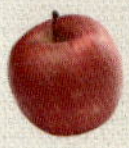

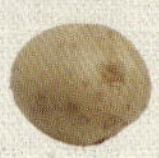

健康な人でも毎日数千個ものガン細胞が発生しています。それでもガンを発症しないのは、免疫細胞のひとつのＮＫ（ナチュラルキラー）細胞が片っ端から見つけて破壊しているからです。しかし、免疫機能が衰《おとろ》えてくると、ＮＫ細胞の活動も鈍くなりガンを発症しやすくなります。歳をとるとガンを発症しやすくなるのも、加齢による免疫力の低下が原因です。

ガンばかりではありません。免疫力の低下により、さまざまな病気の危険が高まります。あらゆる病原体に対抗する免疫力を得るためには、どうすればいいのでしょう？　答えは簡単。**体温を上げて免疫細胞を活性化すればいい**のです。

50年前の日本人の平熱は、平均すると36度8分でした。ところが現在は、36度以上の人は少数で、ほとんどが35度台。ガン細胞は35度でもっとも増殖しやすく、反対に39度3分以上で死滅する、ともいわれています。まずは、Ｐ11で挙げた体温を下げる5つの要因を、解消することを心がけましょう。その上で、夏でも冷えないよう服装に気を配ったり、ぬるめのお湯でゆっくり半身浴すれば、冷えが解消されます。このような免疫力をアップする生活習慣は、Ｐ１４２から詳しく解説してますので、そちらも参考にしてください。

残るは、免疫力アップにもっとも重要な体温を上げる方法ですが、平熱の低い人が体温を上げるには、運動で筋肉をつけるよりも前に、体熱のエネルギー源となる毎日の食事を見直すことが先決です。何と言っても**「食は生命なり」**なのですから。

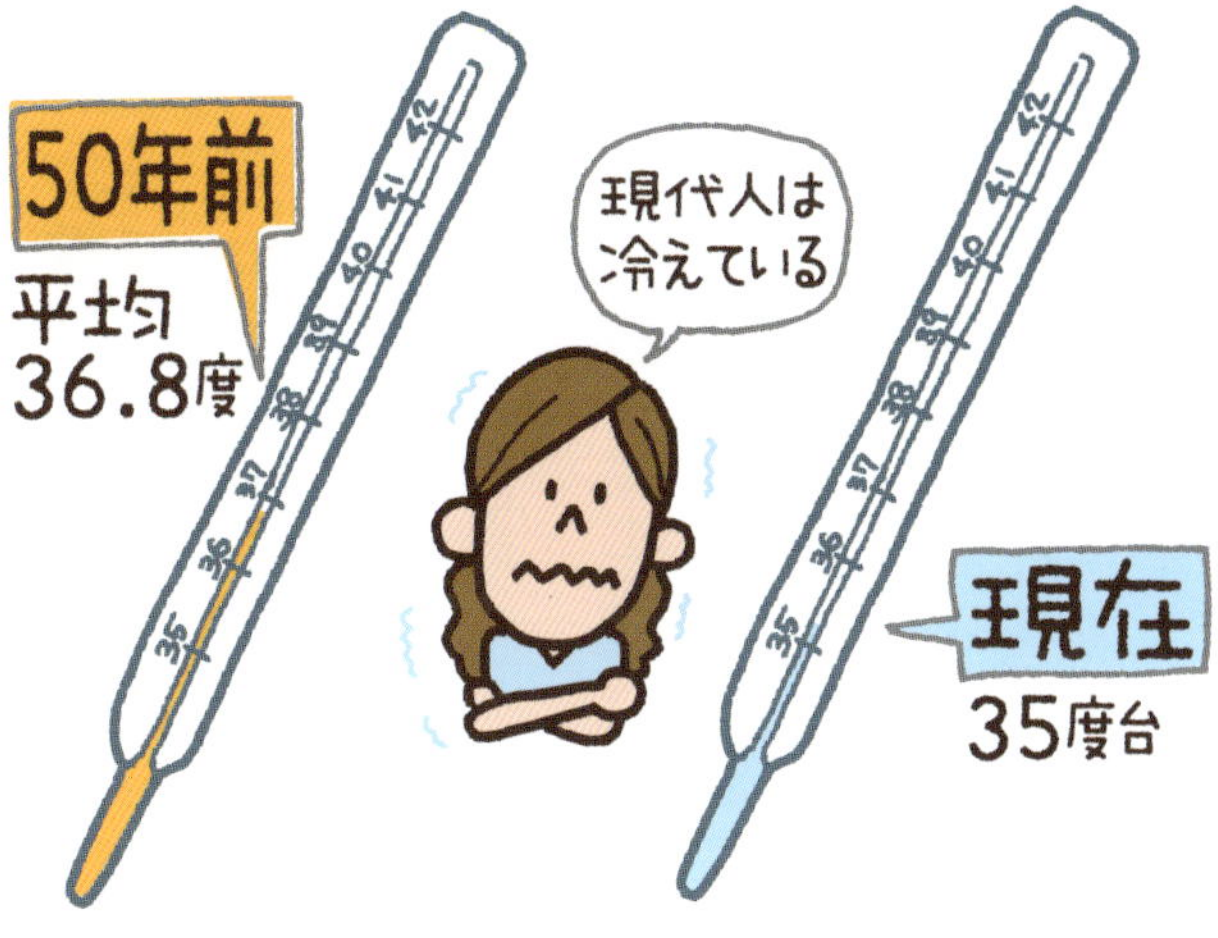
50年前
平均
36.8度
現代人は冷えている
現在
35度台

食事を見直せば免疫力は上がる！

体温を上げ免疫力をアップするために重要なポイントは食事の見直し、とりわけ陰性食品の摂り方が鍵になります。

すべての食材は、陽性・陰性・間性の3タイプに分けられ、陽性は体を温め、陰性は冷やし、間性は温めも冷やしもしない、という特徴をもっています。さらに、それを食べる人間にも、おへそから下がとくに温かい高体温の陽性体質、おへそから下がとくに冷えている低体温の陰性体質、どちらにも偏《かたよ》っていない間性

［食材の陽性・陰性早見表］

体を温める陽性食材		体を冷やす陰性食材
寒い北方産／リンゴ・サクランボ・ブドウ・プルーン・そば・納豆	産地	暖かい南方産／バナナ・パイナップル・みかん・レモン・メロン・すいか・カレー粉
赤・黒・オレンジ・黄色＝暖色系／チーズ・根菜類・小豆・黒豆・卵黄・イチジク・ひじき・昆布)	色	色：白・緑・紫・藍色＝寒色／小麦・大豆・枝豆・卵白・レタス・セロリ・モヤシ・牛乳
水分が少なく固い／玄米・黒パン・佃煮・漬物	固さ	水分が多く柔らかい／パン・バター・豆腐・きのこ類
塩辛い／味噌・しょうゆ・塩・唐辛子	調味料	酸っぱい／酢・マヨネーズ
動物性食品と根菜類／肉類・魚介類・ニンジン・ショウガ・ゴボウ・レンコン・タマネギ・ニンニク	動植物	葉物野菜・夏野菜／キュウリ・トマト・ナス・ゴーヤ・ピーマン・もやし・水菜・レタス
ホットココア・紅茶・焼酎（お湯割り）・日本酒（熱燗）・赤ワイン	飲料	コーヒー・緑茶・水・清涼飲料水・牛乳・ビール・白ワイン

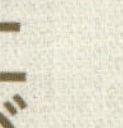

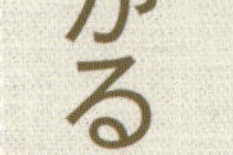

体質の3タイプがあります。健康への近道は、バランスのとれている間性体質に近づくことですが、問題は**日本人の実に80%以上が陰性体質**だということ。そして、**陰性体質の人は陽性食材を、陽性体質の人は陰性食材を食べることで、健康な体を維持し免疫力も発揮される**のに、多くの日本人が好んで口にしているのは、**水分を多く含む柔らかい陰性食材や、体を冷やす化学物質を含む食品ばかり**なのです。右の表は、陽性・陰性の食材と特徴を一覧にしています。陽性の食材は寒い北方産、固くて水分が少なく、暖色系の食材です。一方陰性の食材は、体を冷やす効果の高い南方産、柔らかく水分を多く含み、寒色系の食材です。陰性体質の多い日本人が、体を冷やす食品や柔らかい陰性食材を好んで食べるのですから、体温が35度台に下がってしまうのも無理はありませんし、免疫力も落ちて病気がちになるのもうなずける話なのです。

ですが、陰性食材の中にも健康のために食べなければならない食材が、たくさんあります。その場合は、調理法によって陰陽の性質を逆転させるようにしましょう。陰性食材は熱や塩を加えたり、煮炊きの時間を長くしたり、乾燥や発酵をさせると陽性に変化します。逆に陽性食材は砂糖や酢、水分を加えたり、冷やすと陰性に近づきます。

免疫力をアップする**栄養素**

体熱産生の源となるエネルギーは食事によって補給され、陽性食材を積極的に食べることでより体は温まります。なにげなく口にしていることが多い食事ですが、免疫力への影響は実に大きいのです。しかも、毎日の食事が免疫力に与える影響は、それだけにとどまりません。

食材から摂取したさまざまな栄養素には、体温が上がって活性化した免疫細胞の働きを助けたり、皮膚や粘膜の代謝を活性化したり、直接・間接に免疫機能を高める効果を発揮するものもあります。例えば、風邪をひくとビタミンCを摂取するのは、免疫に関係する免疫細胞・扁桃《へんとう》・副腎《ふくじん》にビタミンCを補給して、免疫を活性化するためなのです。

このように、免疫効果が高い、あるいは免疫力をサポートする栄養素を、左頁の表にまとめました。中でも免疫力アップに特に重要な栄養素が、表の左に並んでいる5つです。これらは**皮膚・粘膜・免疫細胞のほか、免疫力アップに欠かせ**

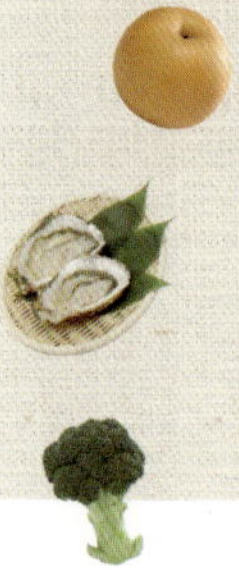

ない血行促進や免疫細胞の活性化など、免疫機能を全般的にサポートする役割を担い、毎日の食事でしっかり摂取することを心がけたいものばかりです。

これら免疫効果のある栄養素の中には、女性なら誰もが気になるアンチエイジングに効く、抗酸化作用のある成分も含まれています。欲しい栄養素だけをサプリメントから摂取しよう、と考える人もいるかもしれませんが、それでは意味がありません。化学薬品に頼ると、結果的には体を冷やし免疫力を下げることになるからです。面倒でも食事のほうが、さまざまな栄養素を一緒に摂取でき、より大きな効果が得られるのです。

［免疫力をアップする栄養素一覧］

免疫力アップに必須の栄養素	免疫効果のある栄養素
ビタミンA／皮膚や粘膜の代謝を正常に保ち、呼吸器系の病気に対して抵抗力をつける。ガンの予防や治療にも効果的。	**亜鉛**／細胞・組織の代謝やDNA・タンパク質の合成に関わる酵素に欠かせない要素。活性酸素の除去、免疫細胞の増殖。
ビタミンC／免疫細胞の働きを助ける。また肌の張りや粘膜を健康に保つコラーゲンの生成に欠かせない栄養素。	**セレン**／血行を促進しガン、脳卒中、心筋梗塞を予防。不足すると免疫力が低下する。
ビタミンE／血行をよくし、皮膚の代謝を高める。また強力な抗酸化力も持つ。	**グルカン**／免疫細胞の活性化。
ビタミンB_2／粘膜を正常に働かせる。中性脂肪、コレステロールを減らす。	**リコピン**／高い抗酸化作用とガンや動脈硬化の予防。
鉄分／人体を構成する細胞に酸素を運ぶヘモグロビンの成分で、免疫細胞の殺菌力を活性する。	**フコイダン**／免疫組織が集中する腸を刺激し免疫機能をアップ。
	ケルセチン／抗ガン、抗酸化、抗炎症作用。
	ゴマリグナン／抗酸化作用、免疫機能向上。
	乳酸菌／腸の働きを整え免疫力を高める。
	オリゴ糖／腸の調子を整え肝機能を高める。

いいことずくめの**12食材**

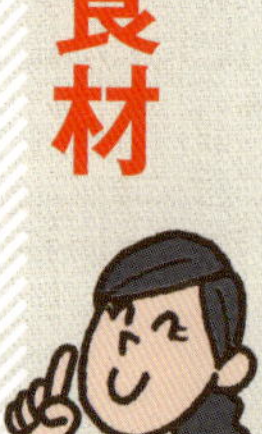

ここまでいろいろ書きましたが、とどのつまりは、**免疫力をアップさせるには「とにかく食事が大切」**、なのです。

とはいっても、食事は毎日のこと。しかも、一日に三食も食べなければなりません。免疫効果ばかりにとらわれてメニューを考えたり、外食する店を探すのは、とても大変なことです。

そこで、みなさんが悩んだり考えたりしなくても済むように、「毎日これさえ食べていれば確実に免疫力がアップする」食材を選びました。

トマト、ダイコン、キャベツ、ニンジン、セロリ、ショウガ、タマネギ、海藻類、きのこ類、にんにく、リンゴ、ゴマ

これら12食材は、食べるだけで免疫力がグングン向上します。なぜなら、P17で表にした**【免疫力をアップする栄養素】が、すべて摂取できる**からです。また、この12食材には快食・快眠・快便・新陳代謝の活性・利尿作用など、免疫力を正常に機能させるための栄養素も豊富です。加えて、ニンジン、ショウガ、タマネギ、リンゴ、ニンニク、ゴマは陽性食材の中でも体温め効果のすぐれたものばかり。**免疫力アップにこれ以上ない、【いいことずくめの基本12食材】**なのです。

さまざまな味付けになじみ、あらゆる調理法で食べてもおいしく、毎日食べても飽《あ》きず、年中買い求めることができるお手軽な食材ばかり。その点でも【いいことずくめの基本12食材】ですね。

どれも家庭の食卓でなじみ深い食材ばかりなので、意識しなくても食べているものばかりだと思いますが、今日からは意識的に、この12食材を食べるように心がけましょう。

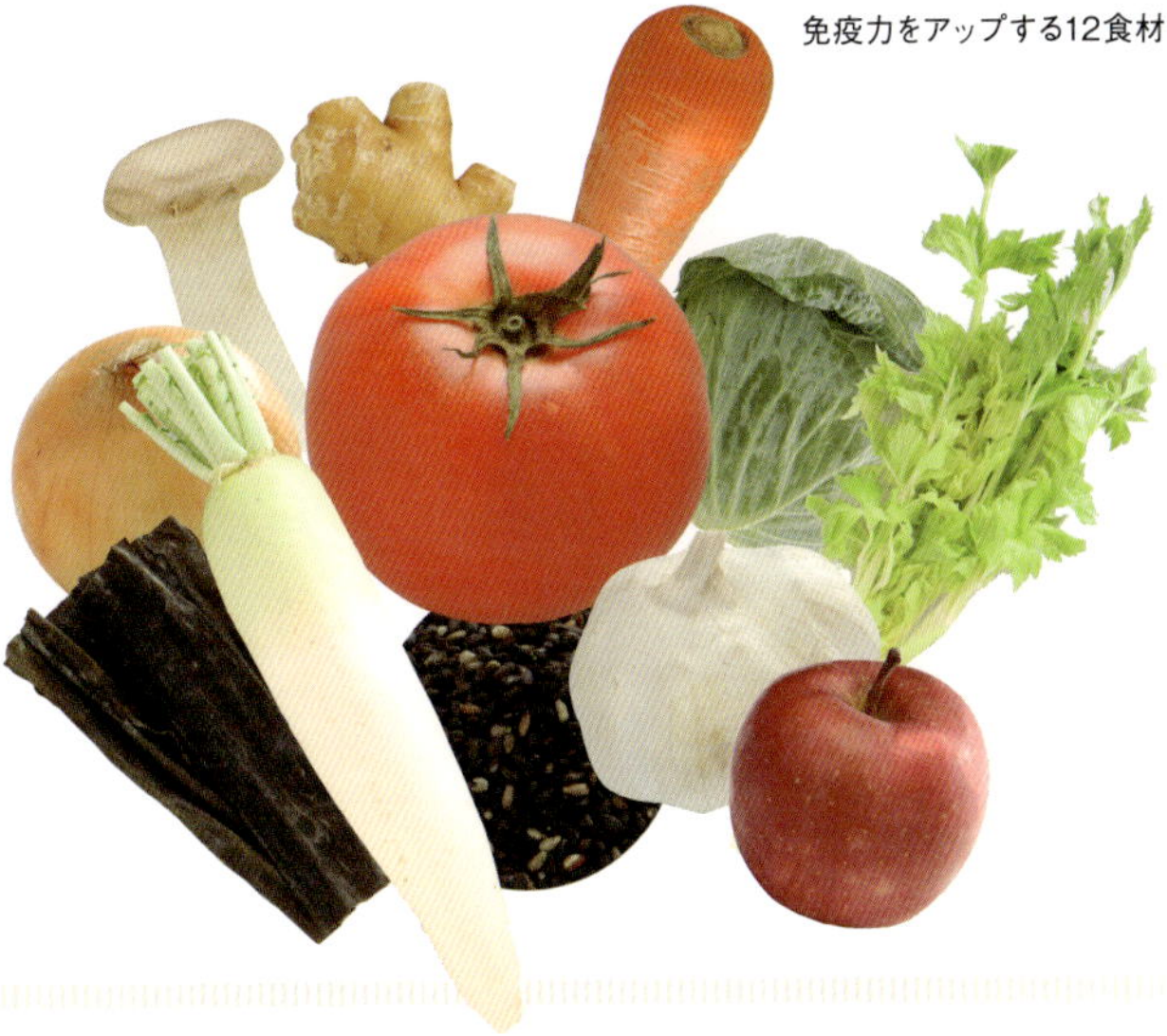

免疫力をアップする12食材

免疫力低下チェックリスト

免疫力が低下すると、さまざまな異変が現れてきます。早めに異変に気付き、早急に手立てを講じることが、病気を未然に防ぐコツ。以下のチェックリストを使って、自分の免疫機能の状態を把握しましょう。

□ 疲れやすい
□ 体が重い・だるい
□ 肌が荒れている・吹き出ものがよくでる
□ やる気がでない
□ のどが腫れやすい
□ 風邪をひきやすい・治りにくい
□ お腹を下《くだ》しやすい・便秘がち
□ 口内炎やものもらいができやすい
□ アレルギーになりやすい
□ 最近急に老けた

ひとつも当てはまらないあなたは、免疫力が正常に機能しています。P10の免疫力が低下する2大要因に気をつけながら、基本12食材を欠かさず食べていれば、健康な毎日を過ごせるでしょう。

しかし、ひとつでも当てはまる人は要注意。免疫力が確実に低下しています。第二章からしっかり読み込んで、基本12食材をより効果的に食べるように心がけましょう。

第二章

毎日食べたい 免疫力アップの12食材

「これさえ食べていれば医者いらず」

それが免疫力アップの基本12食材です。

食材の栄養素と効能、免疫効果の高い食べ合わせを
理解して積極的に食べましょう。

簡単・おいしく免疫力をアップできるレシピも参考に。

暑さに負けない免疫力をつける

トマト

陰性食材

効能 血液浄化・免疫力強化・高血圧・ガン・脳出血

この成分が**効く!**

鉄分

細胞へ酸素を運ぶヘモグロビンの成分。野菜に含まれる鉄分は動物性タンパクと一緒に摂取すると吸収率が上がる。

ビタミンA

皮膚や粘膜を強くして免疫力をアップ。

ビタミンC

免疫器官の副腎から分泌されるホルモンの合成に不可欠な成分。インターフェロンに働きかけ免疫力を活性化する。

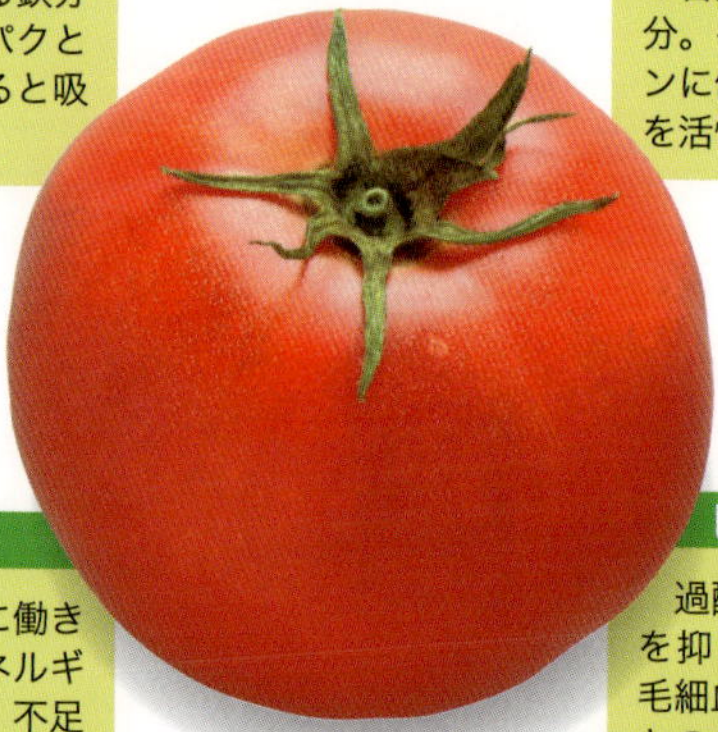

ビタミンB_1

糖質分解酵素に働きかけ細胞にエネルギーを供給する。不足すると風邪をひきやすくなるなど免疫力低下をまねく。

ビタミンE

過酸化脂質の生成を抑え老化を防止。毛細血管の血流をととのえ冷えや肩こりを解消する。

リコピン

緑黄色野菜の色素成分カロテンの一種で、カロテンの中では最強の抗酸化作用を持つ。ミニトマトにより多く含まれる。

ルチン

ビタミンPとも呼ばれ、ビタミンCの働きを助けて毛細血管を強化する。

ミニトマト、糖度の高い生食用の品種など、さまざまな種類が一年中売り場に並んでいますが、やはりトマトがおいしいのは夏。夏に食べるトマトはみずみずしく、うま味成分のグルタミン酸も豊富です。夏においしいと感じるのは、トマトが陰性食材だからです。さらに、のどの渇きを癒やす作用もあるのですから、まさに夏野菜の申し子です。冷蔵庫で冷やしたトマトにかぶりつくのは夏の楽しみのひとつですが、**おへその下を触ってヒヤッとしている陰性体質の人は、自然塩を振りかけて食べましょう**。陰性食材は、自然塩を加えることで陽性食材になるのです。

●トマトの医者いらずの素

トマトは免疫力アップに欠かせないビタミンA、Cを多く含んでいます。また、赤色の素《もと》になっているリコピンには、強力な抗酸化作用でガンを予防するほか、動脈硬化を予防する効果もあるといわれています。

夏は暑くて仕事や勉強に集中できない、という人にとって、トマトはうってつけの食材。豊富に含まれるビタミンB_1は、脳や神経のエネルギー源になる糖質の分解を促し、疲労回復も助けます。うま味成分のグルタミン酸やアミノ酪酸も、脳を活性化する作用があるので、受験勉強中のお子さんや就職活動中の学生は、トマトをたっぷり食べて天王山を乗り切りましょう。

トマトに含まれるルチンという成分は、ビタミンCの働きを助け血管を強くするので、高血圧や心臓病、脳出血を予防します。またナトリウム、カルシウム、カリウム、マグネシウムなどのアルカリ性ミネラルが、酸性の血液を中和浄化します。食物繊維のペクチンも豊富に含まれ、便秘解消や整腸作用にも効く食材です。

●食べ方のポイント

生食することが多いトマトですが、**夏野菜＝陰性食材なので、陰性体質の人は熱を加えて食べましょう**。サラダにするならしょうゆベース、あるいは味噌だれのドレッシングを。マヨネーズは陰性食材なので、トマトとの相乗効果で体がより冷えてしまいます。**ビタミンA、E、リコピンは油と一緒に食べると吸収率が上がる**脂溶性の成分ですから、オリーブオイルと自然塩をかけて食べるといいでしょう。

脂溶性の成分は加熱調理しても壊れにくく、また加熱することで吸収率もアップします。イタリアンに欠かせない、オリーブオイルを使ったトマトソースは、リコピン摂取に最高の料理です。ただ、**ビタミンB_1、Cは熱に弱いので、効率よく栄養素を吸収するためには加熱時間を短めにする**工夫も必要です。

トマト レシピ 1

ビタミンとリコピンは、オイルと塩で吸収率アップ

トマトと豆腐のカプレーゼ

材料（2人分）

絹豆腐……½丁
トマト……1個
オリーブオイル……大さじ1
バルサミコ酢……大さじ1
塩、こしょう……少々

作り方

1 絹豆腐はキッチンペーパーなどに包み、30分ほど水切りする。トマトはスライスする。
2 水きりした絹豆腐をトマトと同じ数に切り、交互に並べて皿に盛る。
3 オリーブオイルとバルサミコ酢をかけ、塩、こしょうをふる。

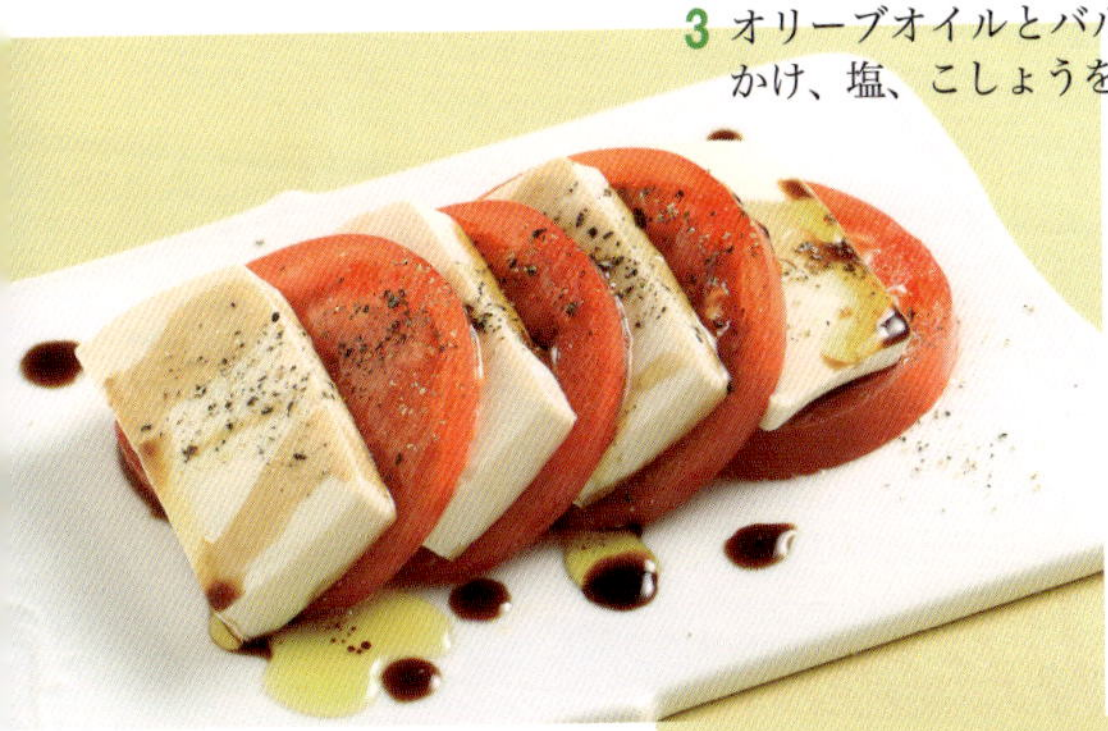

トマト レシピ 2

香ばしくて食べやすい、フレッシュな焼きサラダ

焼きミニトマト

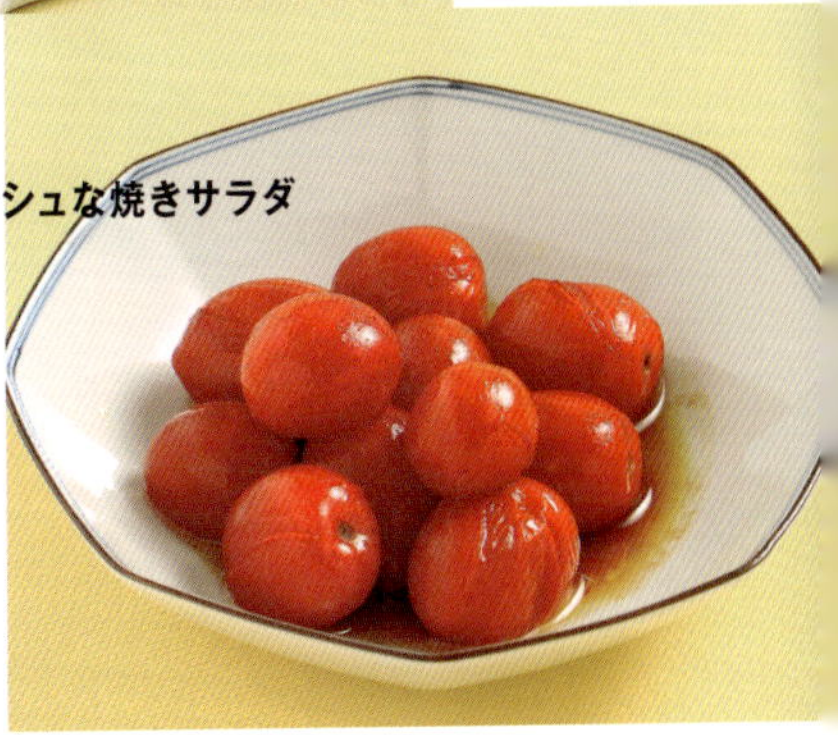

材料（2人分）

ミニトマト……1パック
オリーブオイル……大さじ⅓
しょうゆ……大さじ⅓

作り方

1 ミニトマトはヘタを取る。
2 フライパンにオリーブオイルを熱し**1**を中火で炒める。皮がはじけたらしょうゆを加え、さっとからめる。

トマト レシピ 3

トマトの栄養をまるごと食べる、抗酸化力満点スープ

簡単ミネストローネスープ

材料（2人分）

ベーコン……1枚
ジャガイモ……½個
ニンジン……½本
ニンニク（みじん切り）……1かけ
タマネギ（みじん切り）……½個
ローリエ……1枚
コンソメ（固形）……1個
トマト缶（400g）……½缶
水……400cc
バター……15g
塩、こしょう……少々
パセリ（みじん切り）……少々

作り方

1. ベーコンは1cm幅に切る。ジャガイモ、ニンジンは皮をむき5mm角に切る。
2. 鍋にバターとニンニクを入れて中火にかけ、香りが出てきたらベーコンを炒め、タマネギ、ニンジン、ジャガイモを加えて炒め合わせる。
3. ローリエ、コンソメ、トマト缶、水を加え、煮立ったら弱火にしてアクを取り、野菜が柔らかくなるまで15分ほど煮込み、塩、こしょうで味をととのえる。器に盛り、パセリをふる。

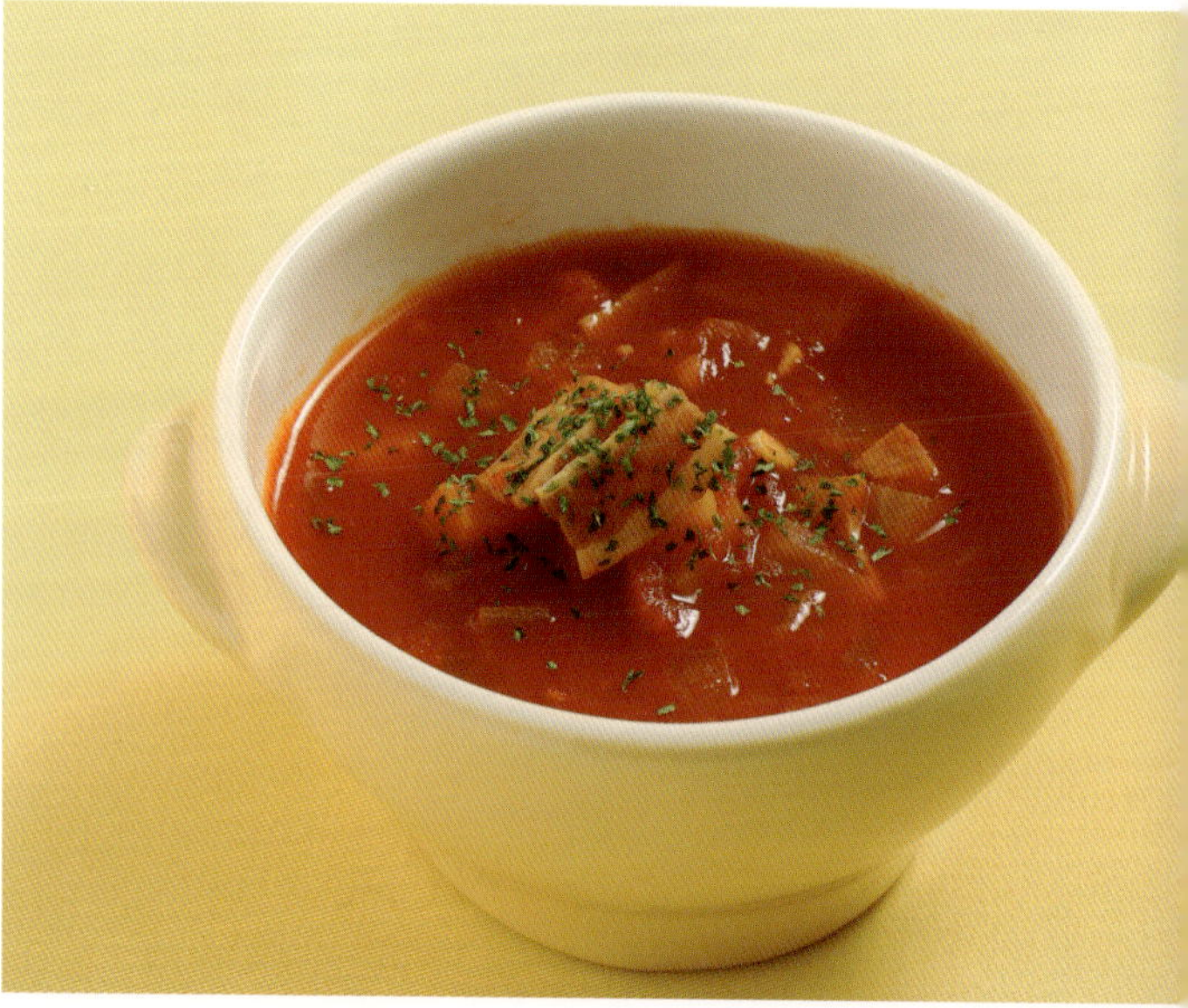

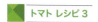

新鮮な葉つきのものは即買い!

ダイコン

間性食材

効能 胃痛・胃もたれ・二日酔い・気管支炎・ガン予防

この成分が効く!

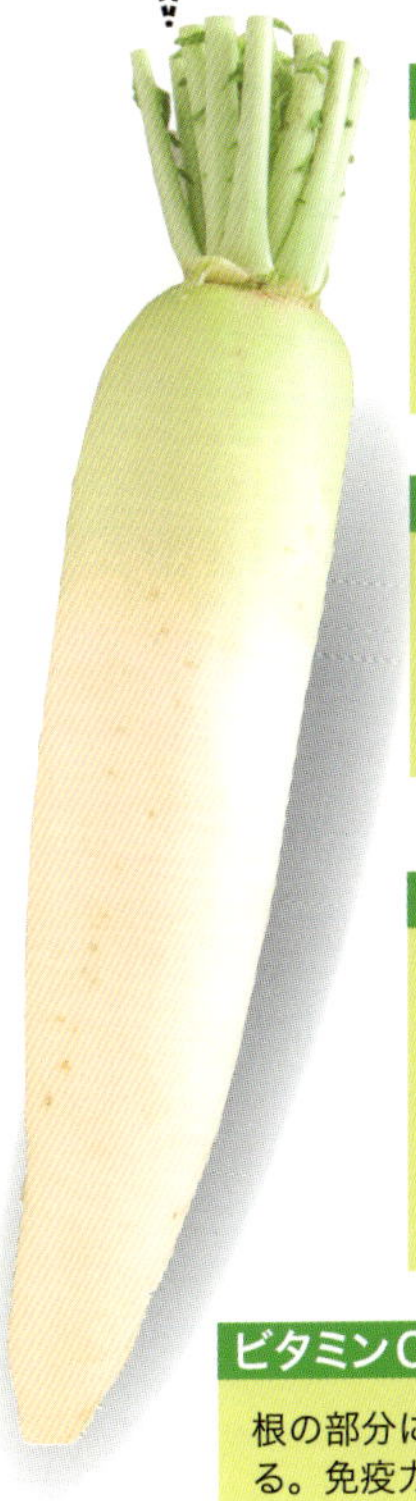

マグネシウム

タンパク質の合成や鎮静作用があり、また筋肉の動きをしなやかにする。摂取量が低下すると心臓病の原因にも。

鉄分

葉に多く含まれる。体に吸収されにくい成分だが、ビタミンCとの摂取で吸収率が上がる。

ジアスターゼ

消化を助ける酵素。有害物質を除き発ガン物質を抑制する働きも持つとされる。

βカロテン

葉の部分に多量に含まれる抗酸化物質。体内で必要な分だけ分解されビタミンAを生成する。

ビタミンB_2

皮膚や粘膜の健康維持。また脂肪酸を代謝するのでメタボ改善成分にも。

ビタミンE

ビタミンCと一緒に摂取することで相互に抗酸化作用を高めあう。自律神経に働きかけ血行促進も。葉に多く含まれる。

ビタミンC

根の部分に多く含まれる。免疫力を高めてウイルスの感染を防ぐ。

10月から旬を迎える冬野菜のダイコンが、おでんだねで一番人気なのは、だしをたっぷり吸ったおいしさもさることながら、長時間煮込まれることで間性食材から陽性化し、体を温める効果がグンと高まるから。切干ダイコンやたくあん漬けなど、冬場の保存食としてもポピュラーですが、乾燥させたり漬物にすることで陽性食材になるばかりか、余分な水分が抜け栄養素が凝縮される効果もあります。

●ダイコンの医者いらずの素

根よりも葉の部分に栄養が豊富で、特に免疫力アップの必須栄養素の**ビタミンA、Eは葉に多く含まれています。**豊富に含まれるビタミンCやジアスターゼは健胃作用、**辛み成分は胃液の分泌を促すほか、強い抗酸化作用もあり発ガン物質を無毒化する**といわれています。また、粘膜を修復する鉄分、マグネシウムも多いので、風邪の治りが早くなります。

●食べ方のポイント

なるべく皮はむかずに。皮にはビタミンC、毛細血管を強くするルチンが含まれています。ビタミンCは時間と共に壊れてしまうので、おろしにするなら食べる直前に。ダイコンの葉は陰性食材なので、味噌汁の具や塩もみして浅漬けにしたり、油で炒めて。**間性食材を生食する際は陽性食材と一緒に食べましょう。**

ダイコン レシピ 1

血流を良くするネバネバ納豆と生ダイコンで、肩こりを改善

ダイコンの納豆あえ

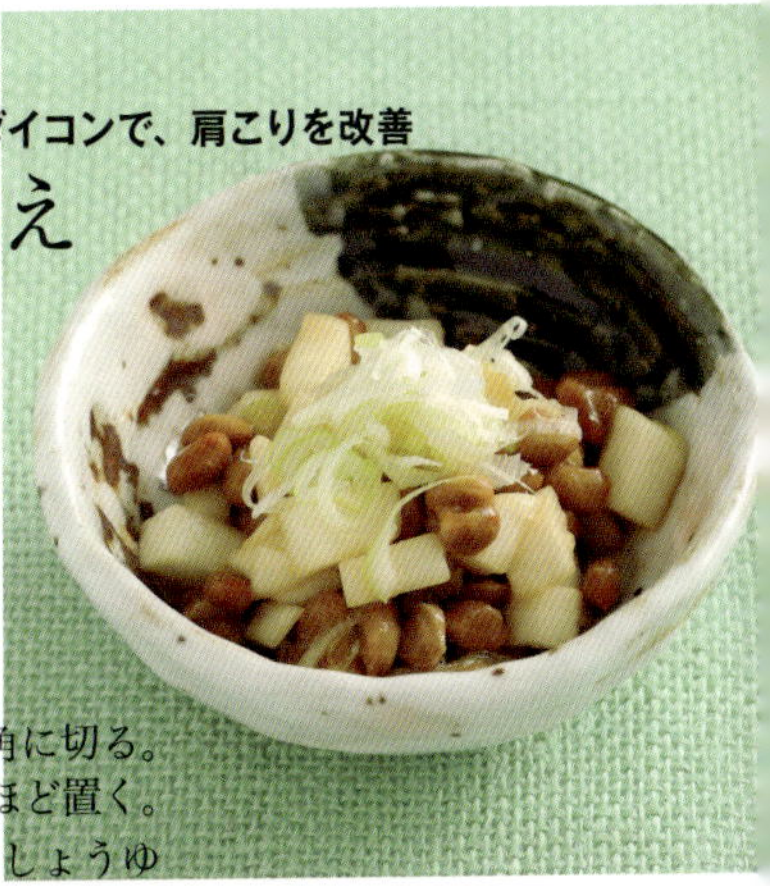

材料（2人分）

ダイコン……⅛本
塩……小さじ½
納豆……1 パック
しょうゆ……小さじ1
ネギ（刻む）……少々

作り方

1 ダイコンは皮を剥き、1cm に角に切る。ボウルに入れて塩をふり 15 分ほど置く。

2 **1** を洗って水けを拭き、納豆、しょうゆとあえ、器に盛り、ネギをちらす。

ダイコン レシピ 2

ダシをたっぷり吸ったダイコンに、
とろりチーズが相性抜群

チーズのせダイコン煮

材料（2人分）

ダイコン（5cm 幅の輪切り）……2 個
水……600cc
コンソメ（顆粒）……小さじ2
とろけるチーズ……大さじ2
イタリアンパセリ……少々

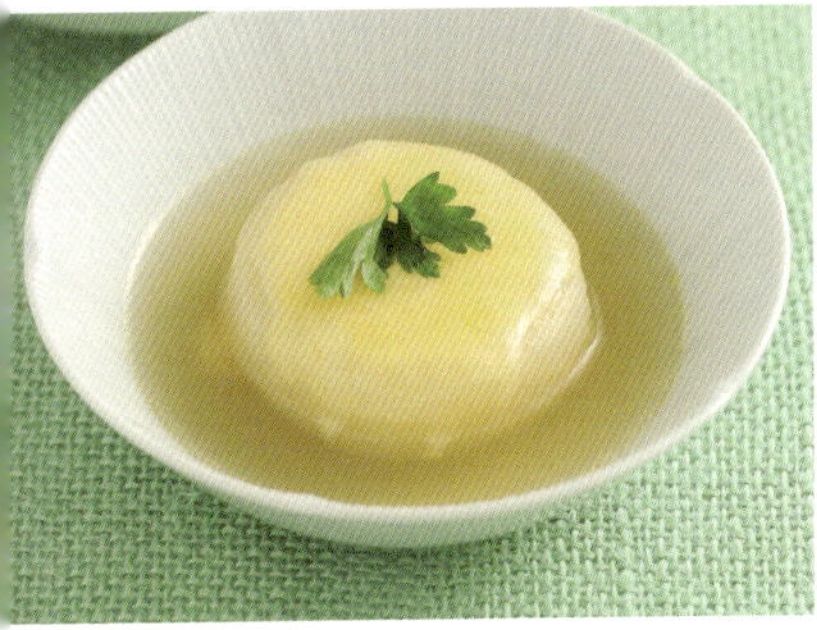

作り方

1 ダイコンは皮をむき、面取りをして鍋に入れ、たっぷりの水（分量外）を加えて中火にかけ、柔らかくなるまで下ゆでする。

2 **1** のゆで汁を捨て、水、コンソメを入れて水けが¼になるまで弱火で煮込む。

3 **2** にとろけるチーズをのせてフタをして火を止め 2 分ほど置く。器に盛り、イタリアンパセリを飾る。

潰瘍・腫瘍を抑えるスーパー食材

キャベツ

間性食材

効能 胃潰瘍・十二指腸潰瘍・肝臓病・ガン予防&改善・去痰

この成分が**効く!**

塩素
消化酵素を活性化。血液のpHバランスをととのえる。

ビタミンC
淡色系野菜ながら豊富に含まれている栄養素。免疫細胞の働きを助ける。

ビタミンK
解毒・利尿作用を有し、骨にカルシウムを蓄える作用、止血作用も持つ。

グルコシノレー
ダイコンにも含まれる辛み成分で、発ガン物質を排出する。

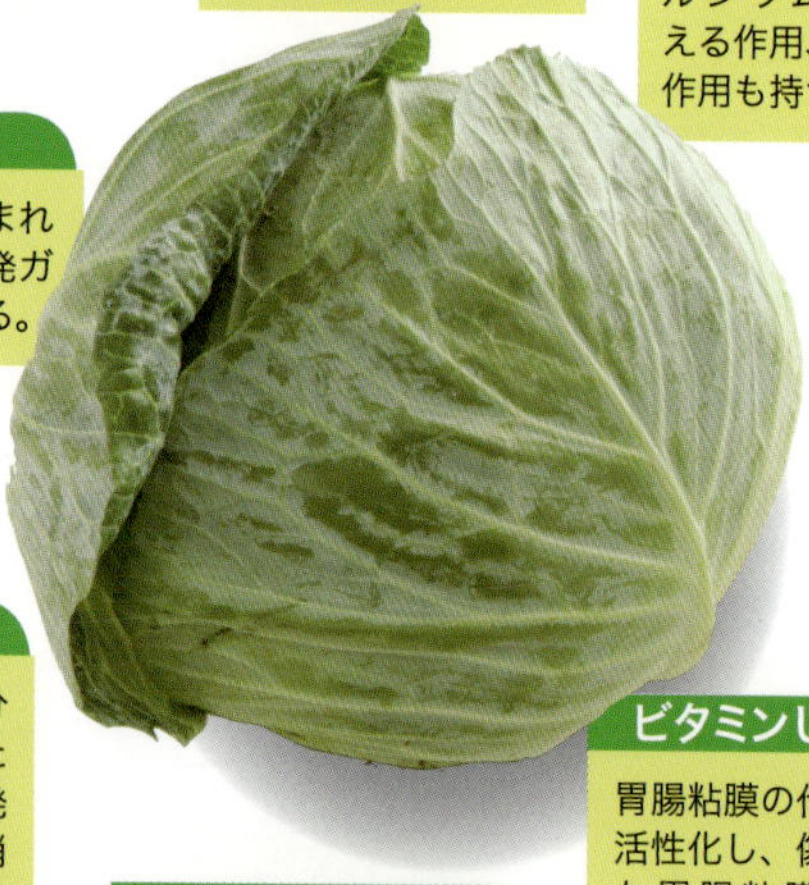

カリウム
血圧を下げ、塩分を排泄する。また腸の働きを活発にし便秘を解消したり、老廃物を排出しむくみをとる作用も。

ビタミンU
胃腸粘膜の代謝を活性化し、傷ついた胃腸粘膜を治し、潰瘍を抑える。また胃酸の分泌を抑制する作用も。

硫黄
必須ミネラルのひとつ。皮膚や髪を健康に保ち、細菌に対する抵抗力を高め、糖質・脂質の代謝も高める。

柔らかく生食に向く春キャベツと、固くしまって加熱調理に向く冬キャベツとがありますが、夏秋キャベツもあり年間を通して旬の切れ目がありません。紫キャベツには抗酸化物質のアントシアニンが、芽キャベツにはルチンやビタミンAが豊富です。

●キャベツの医者いらずの素

ビタミンC、Uがガンや潰瘍を予防し、ビタミンAが免疫力増強、B群が疲労回復を助けます。これらビタミン類のほか、ミネラルも豊富で塩素、硫黄、カルシウム、ナトリウム、鉄分、ヨウ素などが含まれます。中でも塩素と硫黄は胃腸の浄化作用が強く、呼吸器をととのえる作用もあります。また、インドールという成分からは、乳ガンや大腸ガンの増殖を抑える効果も発見されています。

●食べ方のポイント

外葉や芯の部分にビタミンCが多く含まれます。水溶性ビタミンは、煮汁ごと食べられる調理法がベスト。外葉は農薬の心配があるので2～3枚は捨て、芯は刻んでスープに入れて食べましょう。千切りにする場合は刻んでから水にさらすより、むいた葉を水にさらすほうが、ビタミンCの喪失が抑えられます。**ダイコン、ニンジン、カボチャ、ジャガイモとの食べ合わせは、キャベツの潰瘍の予防効果をより引き出してくれます。**

ささっと作れて簡単でおいしい、疲労回復に効く和風サラダ

キャベツと塩昆布のあえ物

材料（2人分）

キャベツ……¼個
塩……小さじ1
塩昆布……大さじ1
ゴマ油……小さじ1

作り方

1 キャベツは食べやすい大きさに切ってボウルに入れ、塩をかけてざっくり混ぜて30分ほどおく。
2 **1**の水けを絞ってボウルに入れ、塩昆布を加えて混ぜる。
3 ゴマ油を回し入れて軽く混ぜ合わせる。

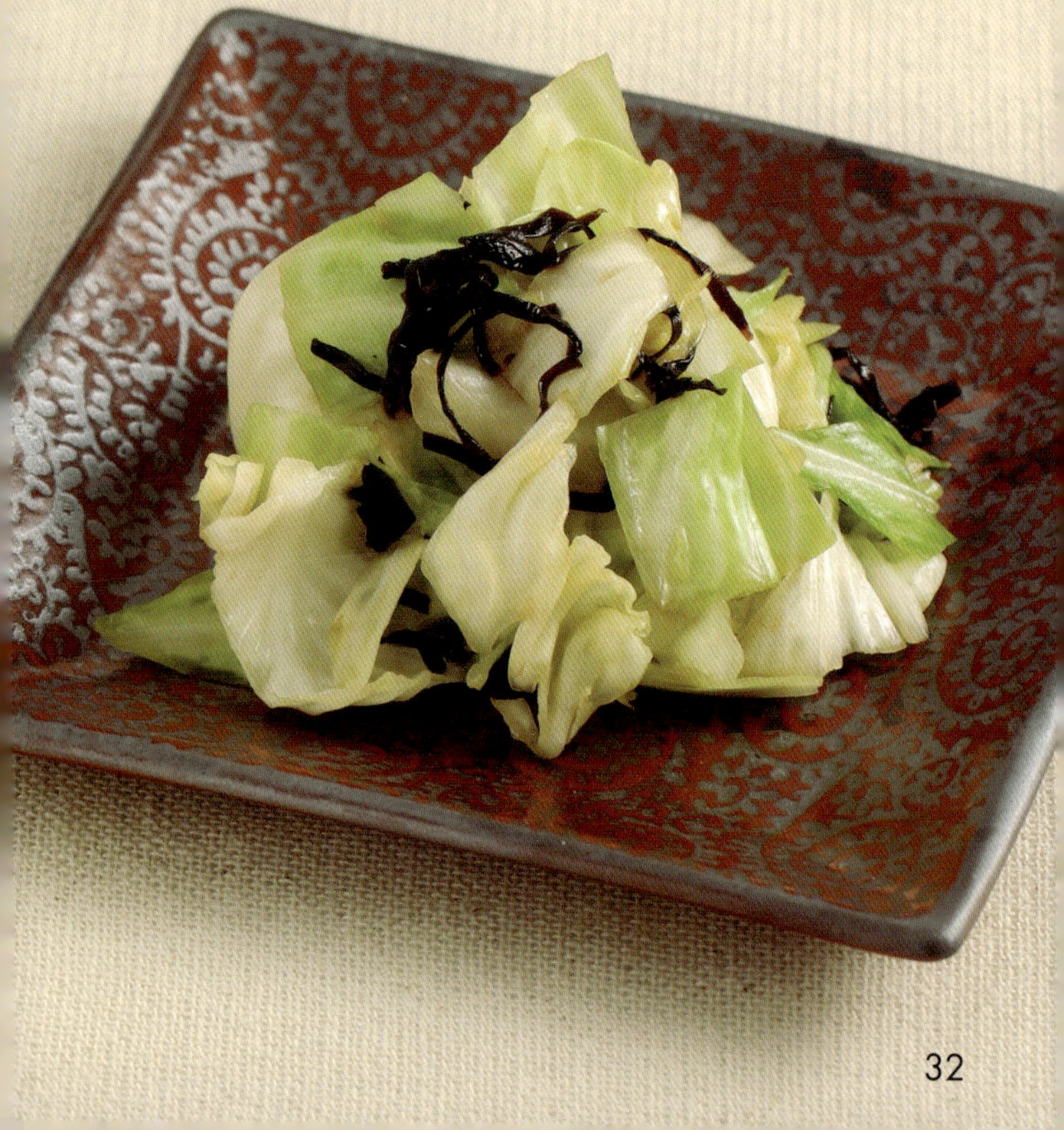

キャベツ レシピ 2

水溶性ビタミンを汁ごといただく、毎日食べたい味噌汁

キャベツと油揚げの味噌汁

材料（2人分）

キャベツ……⅙個
油揚げ……1 枚
だし汁……500cc（顆粒のカツオだしの場合、水500cc に対し大さじ1）
味噌……大さじ2 と½
みりん……小さじ1
小ネギ（小口切り）……少々

作り方

1 キャベツは食べやすい大きさに切る、油揚げは熱湯をかけて湯通ししてから 5 mm ほどの千切りにする。

2 鍋に **1** とだし汁を入れて中火にかけ、キャベツが柔らかくなったら、味噌、みりんを加える。

3 器にそそぎ、小ネギをちらす。

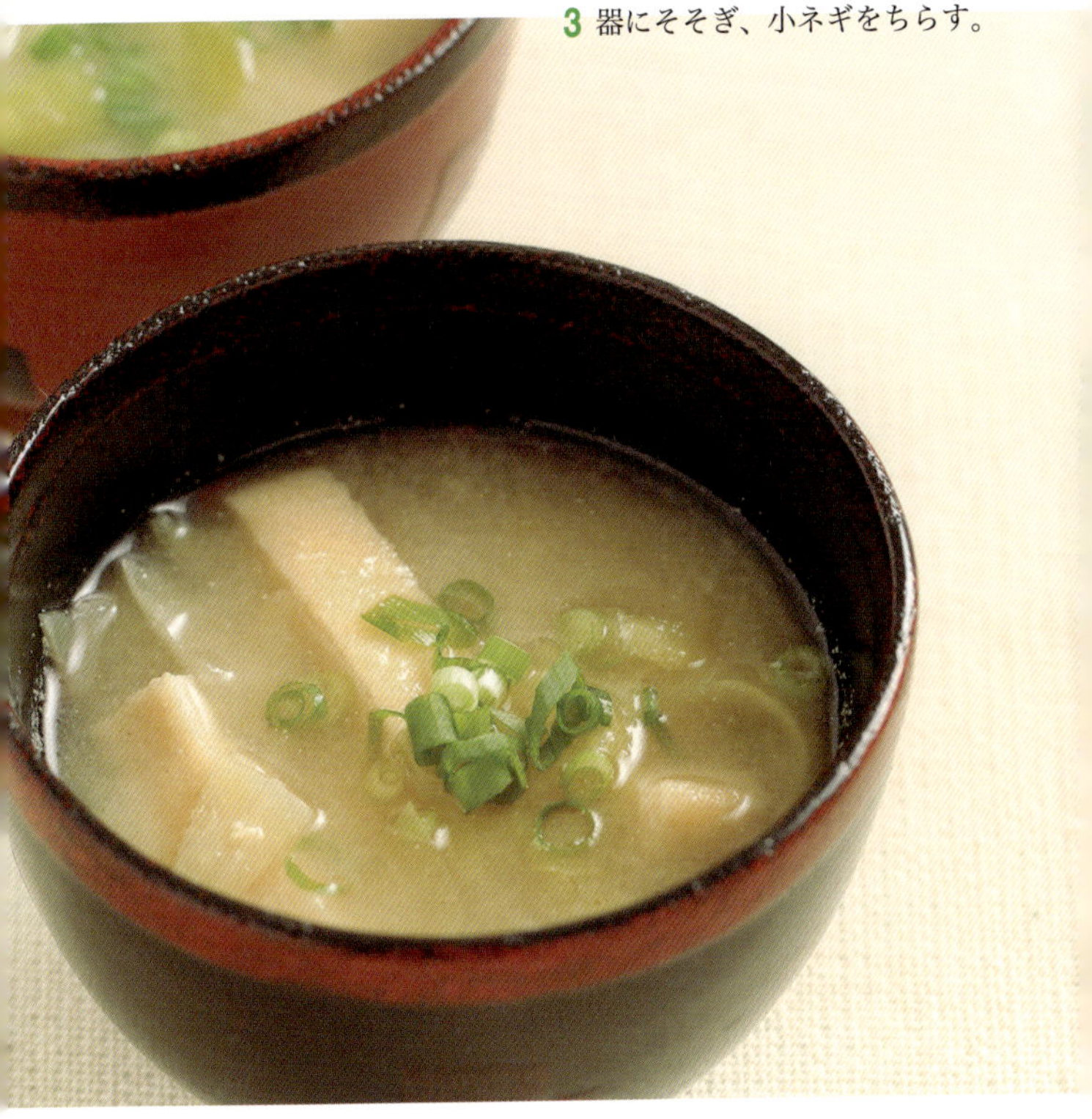

皮まで食べたい抗酸化食材

ニンジン

陽性食材

効能 免疫力強化・ガン予防・潰瘍・肝臓病・強壮

この成分が**効く!**

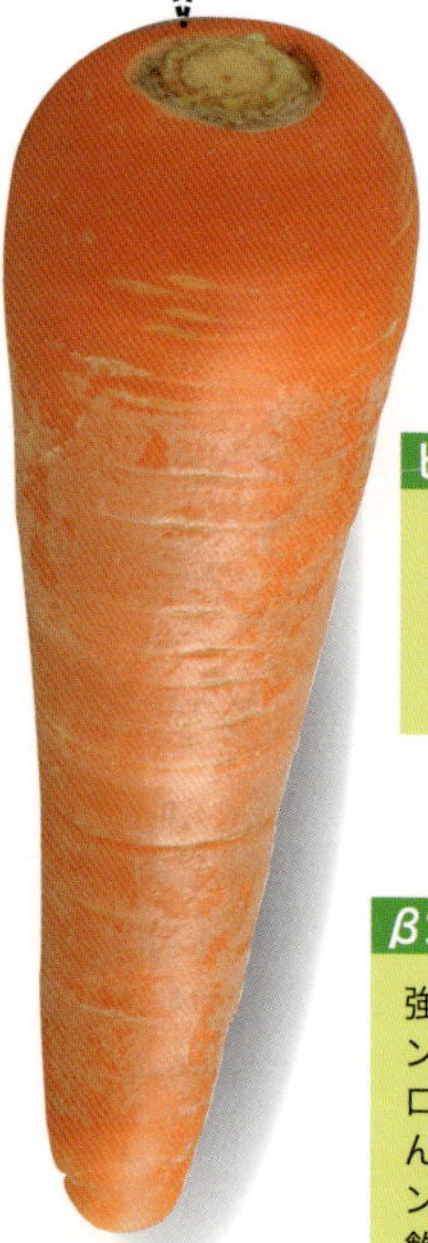

カルシウム

骨や歯を形成するほか、筋肉や神経にも働きかける。ニンジンの葉には根より5倍以上のカルシウムが含まれる。

カリウム

ナトリウムを体外に排出する解毒成分。腎臓が弱っている場合、カリウムの摂りすぎは不整脈をまねく。

ペクチン

腸を整え便秘を解消し、免疫力も改善する食物繊維。

ビタミンA

ニンジンのビタミンA含有量は野菜の中でも随一。根より葉により多く含まれる。

ビタミンE

シミの原因となる過酸化脂質の生成を抑制。ホルモンの分泌もととのえる。

βカロテン

強力な抗酸化物質。ニンジンに含まれるカロテン（色素）のほとんどを占める。ニンジンジュースを大量に飲むと、βカロテンの過剰摂取により肝臓に負担がかかるので、肝臓に障害がある場合は要注意。

人間が生きていくために必須の栄養素を、すべて含む食材の優等生です。陽性食材なので、生食でも体を冷やすことはなく、陰性体質の人は食べ続けることで気力が養われます。ニンジンが赤いのはカロテンが多量に含まれているため。カロテンには数種類ありますが、このうちβカロテンは、不足したビタミンAを補うため体内で分解されるほか、強力な抗酸化作用で免疫力をアップします。

●ニンジンの医者いらずの素

ニンジンのガン予防効果は優れていて、常食している人とそうでない人では肺ガンの発生率が2倍違う、との報告もされています。これは豊富なβカロテンのおかげ。**ビタミンC、Eと一緒に摂るとガン、老化の予防効果がさらにアップ**します。胃腸や肝臓をきれいにする硫黄、リン、カルシウムなどのミネラル、有害な水銀を排泄するコハク酸カリウム塩も含まれています。

●食べ方のポイント

βカロテンは脂溶性成分なので、油と一緒に食べると吸収率が大幅にアップします。炒め物や炒め煮、生食ならオイルドレッシングを使いましょう。皮はなるべくむかずに。**βカロテンは皮の下に多く**含まれています。**葉にはビタミンCがたっぷり**。根と一緒にさっと油で炒めて。

ニンジン レシピ 1

オレンジとバターの香りで、リラックス効果も期待できます

ニンジンのオレンジグラッセ

材料(2人分)

ニンジン……1本
オレンジジュース……200cc
水……200cc
砂糖……小さじ1
塩……少々
バター……小さじ1
イタリアンパセリ……少々

作り方

1 ニンジンは皮をむき、拍子切りにする。
2 鍋に**1**とオレンジジュース、水、砂糖、塩を入れて中火にかけ、沸騰してきたら弱火にしてニンジンが柔らかくなるまで煮詰める。
3 水けがなくなったら火を止め、バターを加えて全体にからめる。器に盛り、イタリアンパセリを飾る。

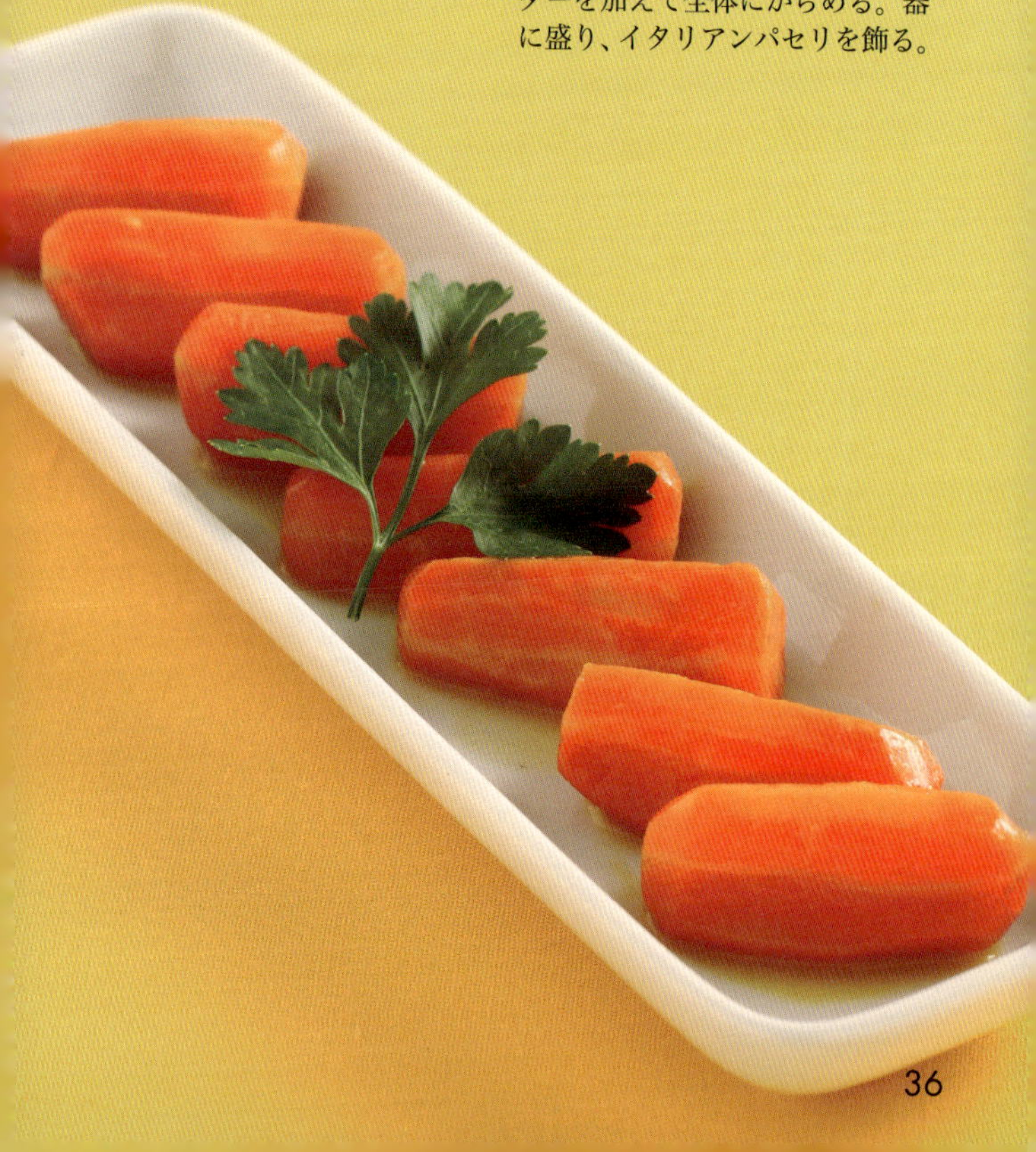

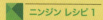

ニンジン レシピ 2

ガン予防に効くβカロチンが豊富なニンジンのお惣菜

ニンジンのナムル

材料（2人分）

ニンジン……½本（千切り）
塩……少々
水……100cc
しょうゆ……小さじ1
ゴマ油……小さじ1
いりゴマ（白）……小さじ1

作り方

1 鍋にニンジンと塩、水を入れ、フタをして弱火にかける。
2 ニンジンが柔らかくなったら中火にして水けをとばし、しょうゆ、ゴマ油、いりゴマを加えて混ぜ合わせる。

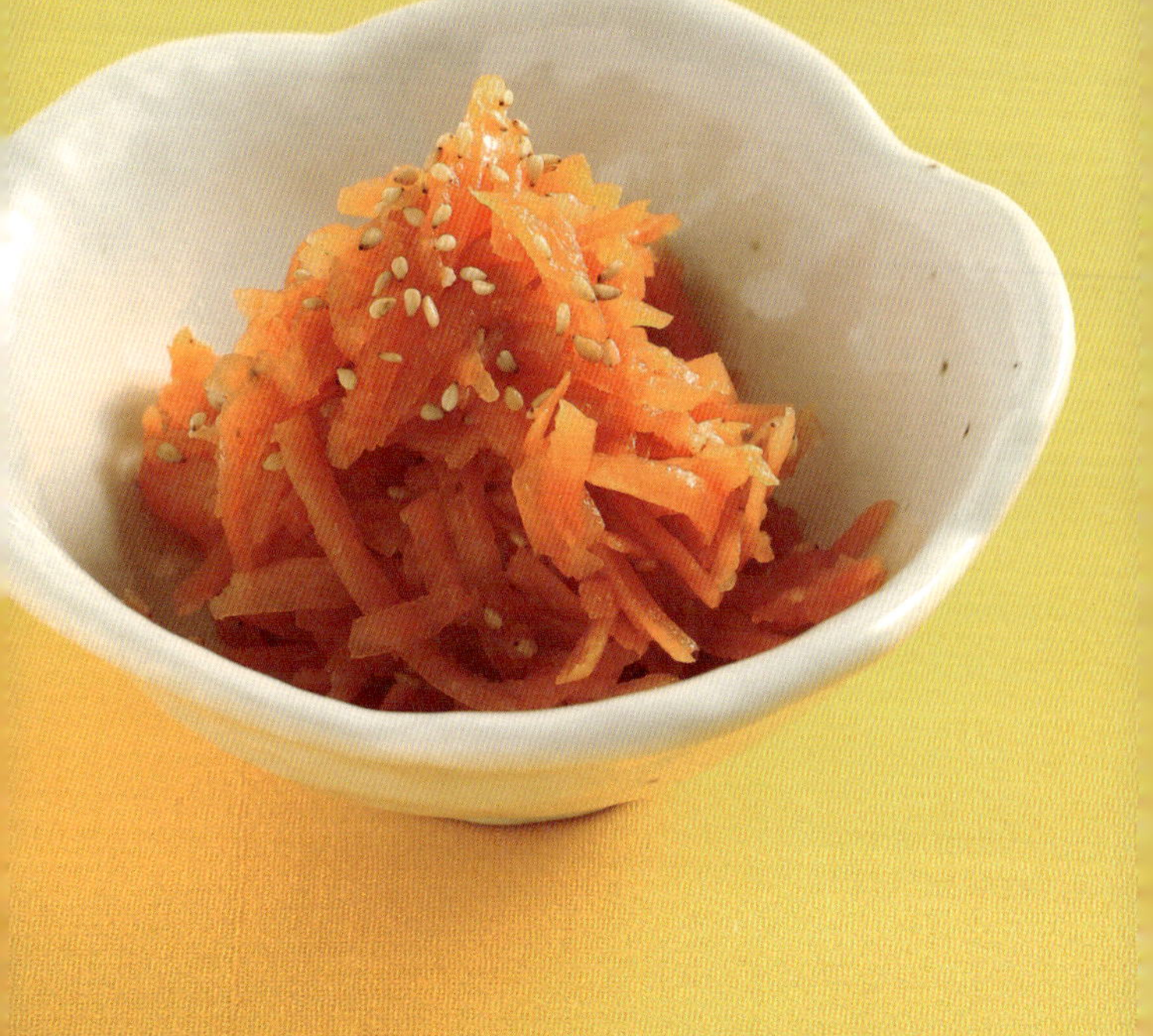

男性にも女性にも効く強精食材

セロリ

陰性食材

効能 強壮・貧血・肝臓病・血栓症予防、改善

この成分が**効く!**

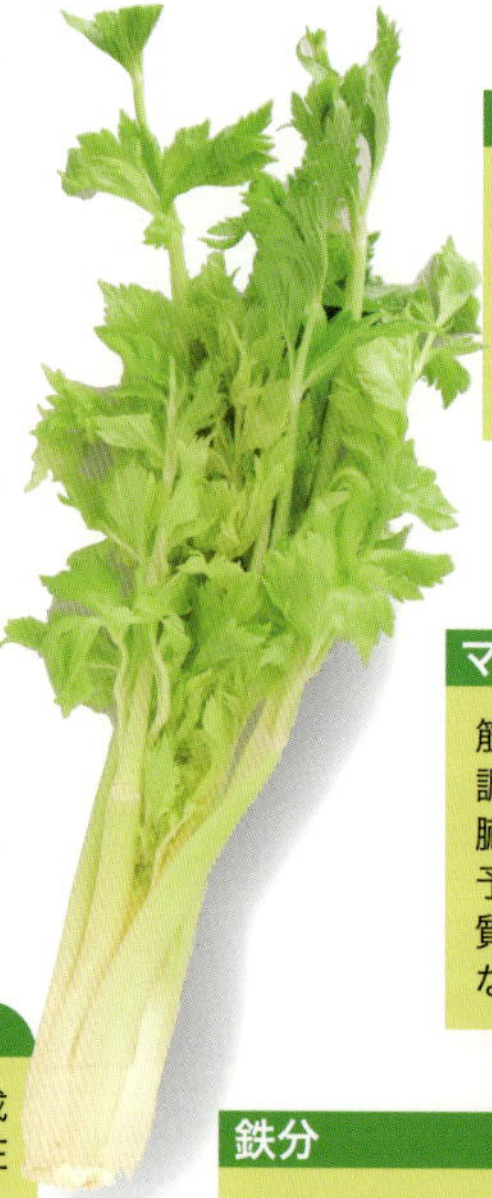

アピイン

セロリの香り成分。神経系に作用し鎮静作用を発揮する。また頭痛を鎮める。

ビタミンU

胃酸過多、胸やけ、潰瘍など胃のトラブルを解消。熱に弱い成分なので食べ方に工夫を。

カリウム

心臓を正常に働かせ、血圧を下げる。塩分に含まれるナトリウムを過剰摂取すると、カリウムが不足し血圧が上昇するので要注意。

マグネシウム

筋肉の収縮や血圧の調整作用があり、心臓病、高血圧などを予防する。タンパク質の合成にも不可欠な栄養素。

βカロテン

脂溶性の抗酸化成分。ビタミンCやEとともに摂取すると、吸収率がアップする。

鉄分

体中の細胞に酸素を運ぶ元気の素。摂取量の1割にも満たない吸収率なので、意識的に常日頃から摂取する必要がある。

セロリ

セロリの旬は3〜4月。サラダやスープの香味野菜に使われることが多い食材です。陰性食材なので、**陰性体質の人は加熱調理するか、陽性食材の塩をかけたり、しょうゆベースのドレッシングで食べましょう。**

セロリといえば、独特の香りが特徴的。春先に新物が並んだ日は、売り場全体にセロリの香りが充満していますが、香り成分には興奮を鎮めイライラを抑える作用があります。セロリ売り場の前では、夫婦喧嘩も少ないのではないでしょうか。

●セロリの医者いらずの素

西洋では強壮・強精食材として知られていますが、香りや苦みには鎮静作用のほかガン予防、頭痛、生理痛、血液浄化などの効果があります。特に香りが強い葉の部分には、ガン予防が期待されるβカロテンが多く含まれています。さらに**セロリ、パセリ、ニンジンなどセリ科の食材は、血栓を溶かすピラジンを含み、心筋梗塞や脳梗塞に効果**があります。

●食べ方のポイント

独特の香り成分は熱に弱く油に溶けやすいので、苦手な人は炒めて食べることをおすすめします。炒め物にするなら、葉も炒めて脂溶性のβカロテンも一緒に摂取しましょう。煮物にするなら、煮汁ごと食べられる調理法を。カリウムなど水溶性の成分を、残さず摂取できます。

セロリ レシピ 1

香りが苦手な人でも大丈夫！　葉と一緒に炒めて脳梗塞予防

セロリとカシューナッツの鶏肉炒め

材料（2人分）

セロリ（葉ごと）……1本
パプリカ（赤）……½個
鶏むね肉……200g
酒……大さじ1
塩……少々
サラダ油……大さじ1
カシューナッツ……50g
焼肉のたれ……大さじ3

作り方

1 セロリとパプリカは1cmの角切りにする。葉はざく切りにする。
2 鶏むね肉も **1** と同じくらいの大きさに切り、酒、塩をふっておく。
3 フライパンにサラダ油を入れて中火にかけ、**2** を炒める。肉に火が通ったら **1** とカシューナッツを加えて炒める。
4 焼肉のたれを入れて全体にからめる。

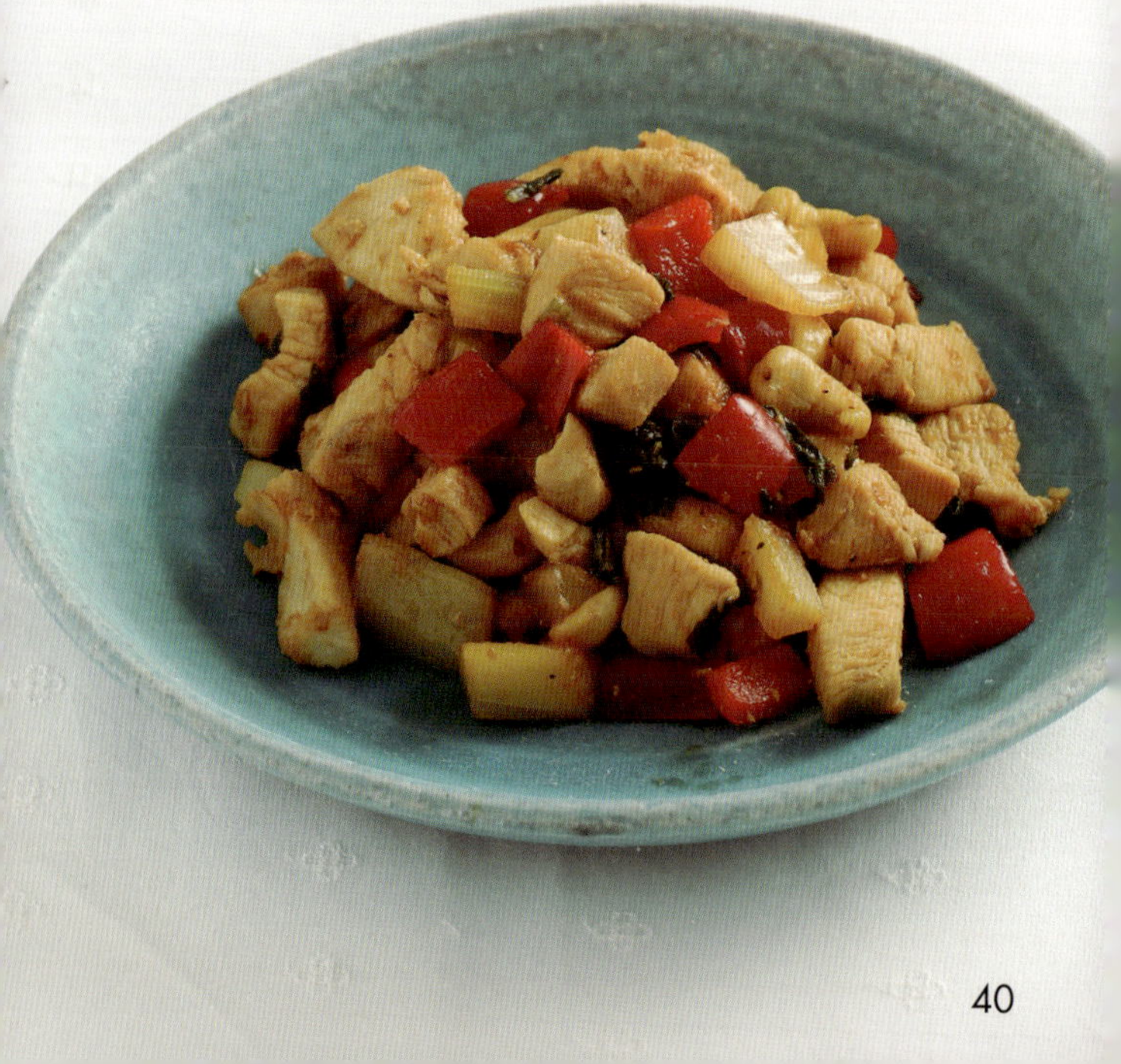

セロリ レシピ 2

疲労回復に効く豚肉と、強壮・強精食品のセロリで夫婦円満

セロリと豚肉のあえ物

材料（2人分）

セロリ（葉ごと）……1本
豚肉（スライス）……200g
塩……少々
酒……大さじ1
ポン酢……大さじ3
ラー油……少々

作り方

1 セロリは筋を取り、幹の部分は薄くスライス、葉はざく切りにする。

2 豚肉は塩と酒の入ったたっぷりのお湯で（分量外）さっとゆでて水けをきる。

3 ボウルに**1**と**2**を入れ、ポン酢をかけてサッとあえる。器に盛り、好みでラー油をかける。

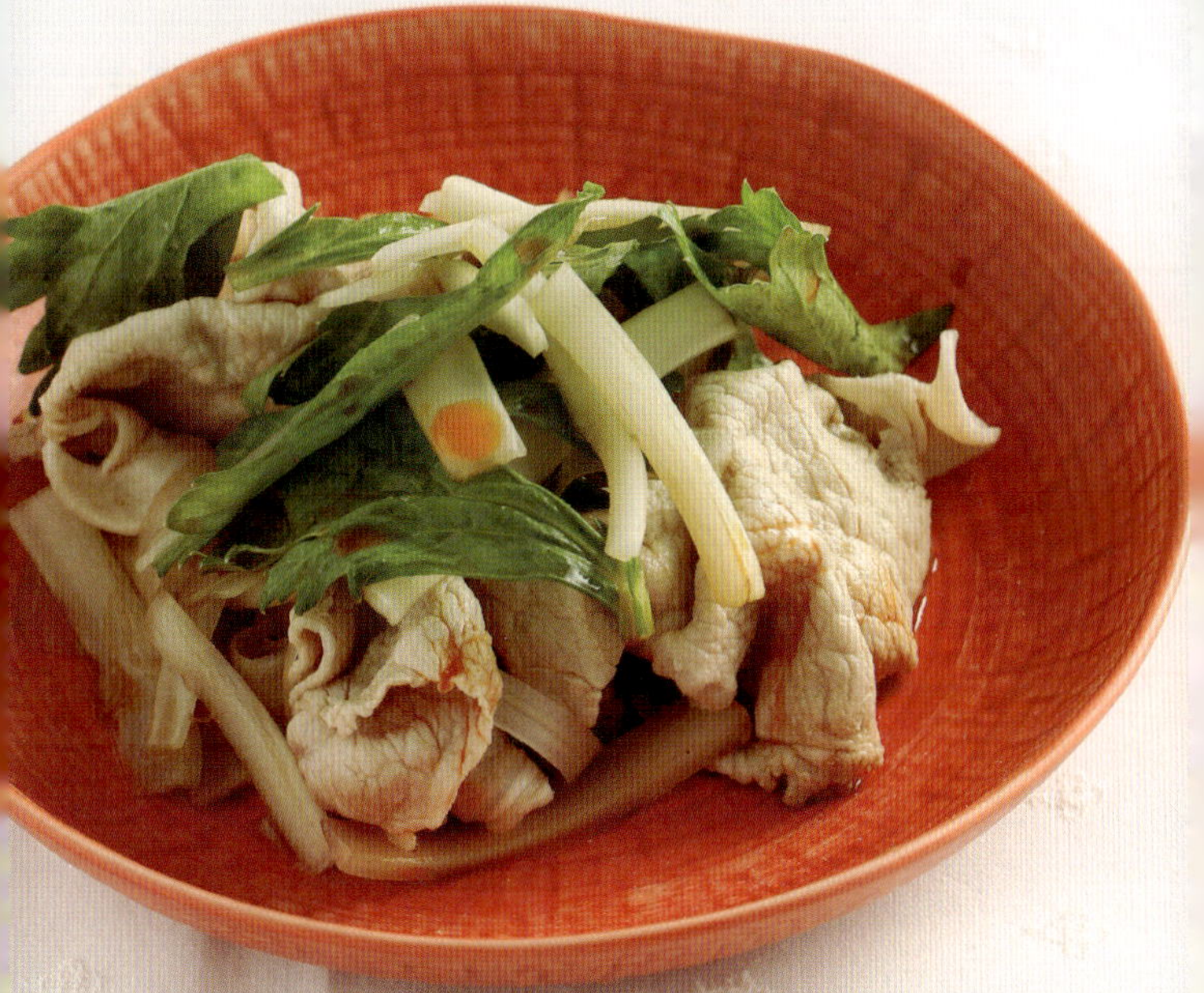

400種の成分が万病に効く

ショウガ

陽性食材

効能 強心・発汗・解熱・保温・抗潰瘍・血栓予防・抗うつ・他万病に効果

この成分が効く!

シネオール

ショウガの香り成分。利尿促進、コレステロールの排出、便秘解消など解毒にすぐれる。また疲労回復、健胃作用など夏バテ解消成分でもある。

ビタミンC

血中コレステロールを低減し生活習慣病を予防。筋肉にたまった疲労物質の乳酸を分解し、疲労回復にも役立つ。

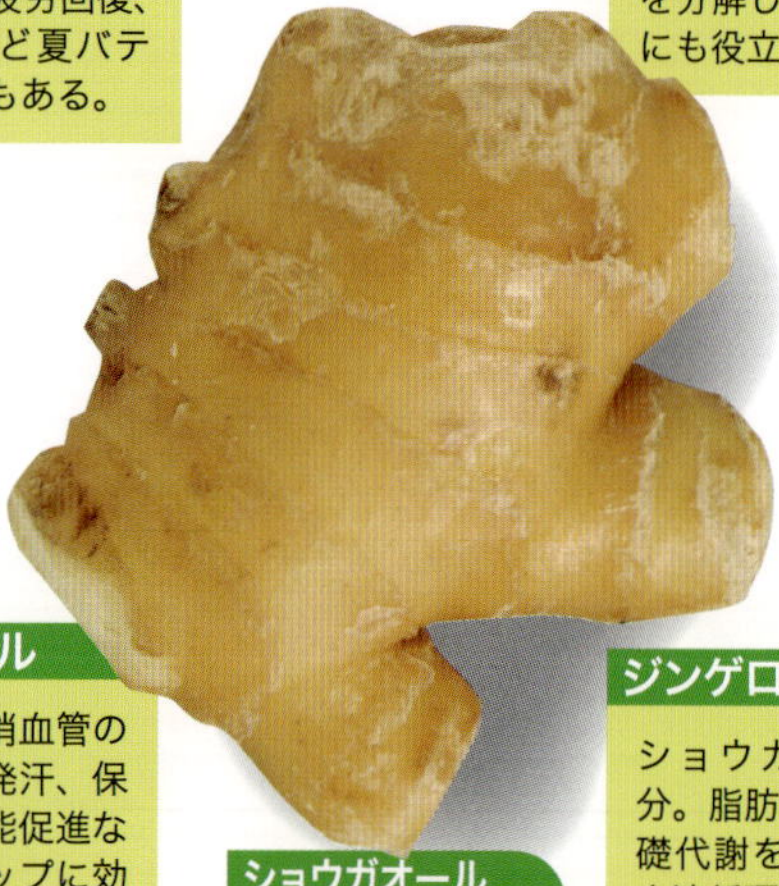

ジンゲロール

抗酸化、末梢血管の血行促進、発汗、保温、肝臓機能促進など免疫力アップに効果を発揮するショウガの辛み成分。

ショウガオール

ショウガの辛み成分。血行を促進し体を温め、鎮痛、抗潰瘍にも効果。強力な殺菌力も持っている。

ジンゲロン

ショウガの辛み成分。脂肪を燃焼し基礎代謝を上げたり、血液循環を促して体を温める。

代謝促進を利用したダイエットやデトックス、さらに免疫力アップと注目を集めるショウガですが、実は特筆すべき栄養素が、ほとんどないのです。しかし、薬効成分となると話は別。心臓に直接働きかけて心筋の活力を高め、冠動脈を拡張させ血流をよくする強心作用に加え、内臓の働きを活発にして体を温め、発汗・利尿を促し新陳代謝を高めるため、**冷えを解消し免疫力をアップ**します。「冷えは万病のもと」といわれますが、冷えを解消するショウガはまさに万病の特効薬。神経痛やリウマチなどの炎症、全身のコリ、倦怠感の解消に始まり、冷えや血行不良、新陳代謝の低下が原因で起こる病気を予防・改善します。また、400種以上もの成分が含まれるため、それぞれの効能をあわせると、万病に効くというのも大げさではないのです。

ショウガには、さまざまな成分が含まれているため、**体を温める反面、発熱時には解熱作用も発揮**しますし、**高血圧にも低血圧にも効く**、というように相反する効能が備わっている点でも、すぐれた食材なのです。

●ショウガの医者いらずの素

「ショウガなしに漢方は成り立たない」といわれるように、**医療用漢方薬の実に70%以上にショウガが使われています。**

また、「ｇｉｎｇｅｒ《ジンジャー》」には、「ショウガ」のほか「意気、軒昂《けんこう》」の意味もあり、ショウガの薬効は洋の東西を問わず世界的に認められていることがわかります。

　ショウガに含まれる薬効成分の一部を紹介すると、利尿作用のあるアスパラギン、インフルエンザウイルスから体を守るシメン、アレルギー反応を抑えるシトラール、肝臓病を治療するデヒドロジンゲジオン、さらに、筋肉を弛緩しコリをほぐすミルセン、強心作用や解熱作用のあるジンゲロール、血圧を下げるジンゲロン、鎮痛・解熱・鎮静作用のショウガオールなど。これでもまだほんの一部に過ぎないのです。免疫力をアップする栄養素としては、ビタミンCが含まれていますが、**ジンゲロール、ジンゲロン、ショウガオールなどあらゆる薬効成分も加えた総合作用により、免疫を強化するの**がショウガといえます。

　いたみが早い青魚の刺身の薬味や、寿司の箸《はし》休めとして添えられるショウガには、強力な殺菌作用もあります。

●食べ方のポイント

　すりおろすなら、香り成分やビタミンCが失われないよう食べる直前に。カリウムが豊富な**そら豆、キュウリ、のりなどと一緒に食べると、むくみ取りや便秘解消も。牛肉や鶏肉との食べ合わせは、疲労回復効果**があります。

作り置きできて、いつでも手軽に楽しめる万能シロップ

手作りジンジャーシロップ

材料（作りやすい分量）

ショウガ……250g
ブラウンシュガー……150g
水……40cc
A レモン汁……大さじ½
　クローブ……2 個
　ローリエ……1枚
　シナモン……1本
　黒こしょう（ホール）……5 粒

作り方

1 ショウガは皮ごとよく洗い、薄切りにする。
2 鍋に **1** とブラウンシュガーを入れてよく混ぜ、そのまま 1 時間ほど置く。
3 汁が出てきたら、水と **A** を入れて火にかけ、弱火で 20 分ほど煮詰める。
4 そのまま一晩（夏は熱が取れたら冷蔵庫で）置き、濾《こ》してビンなどに入れて保存する。
5 水やお湯、炭酸水などで薄めて飲む。

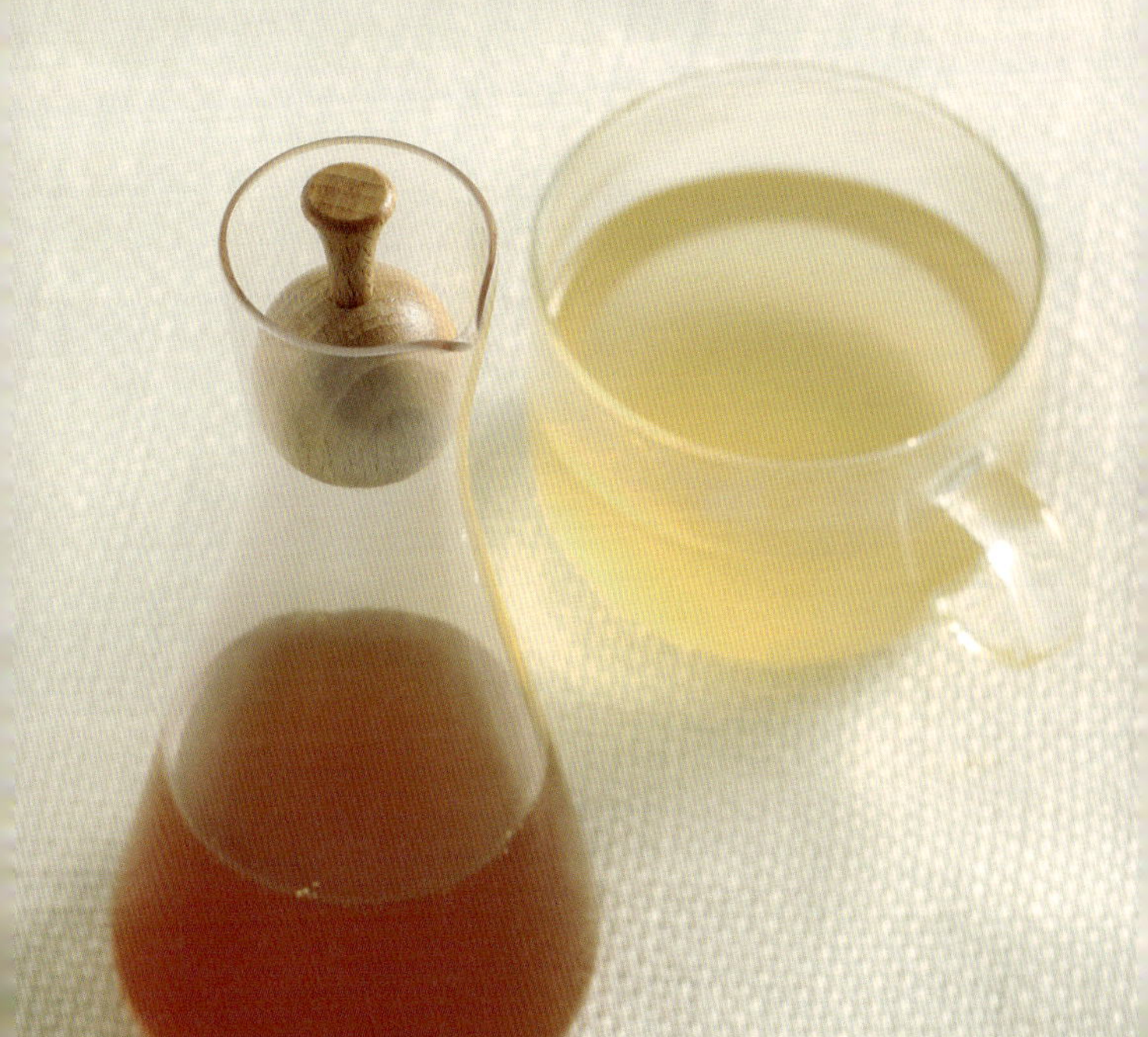

ショウガ レシピ 2

キュウリと組み合わせてむくみ取り、便秘解消効果あり

ショウガとキュウリの塩炒め

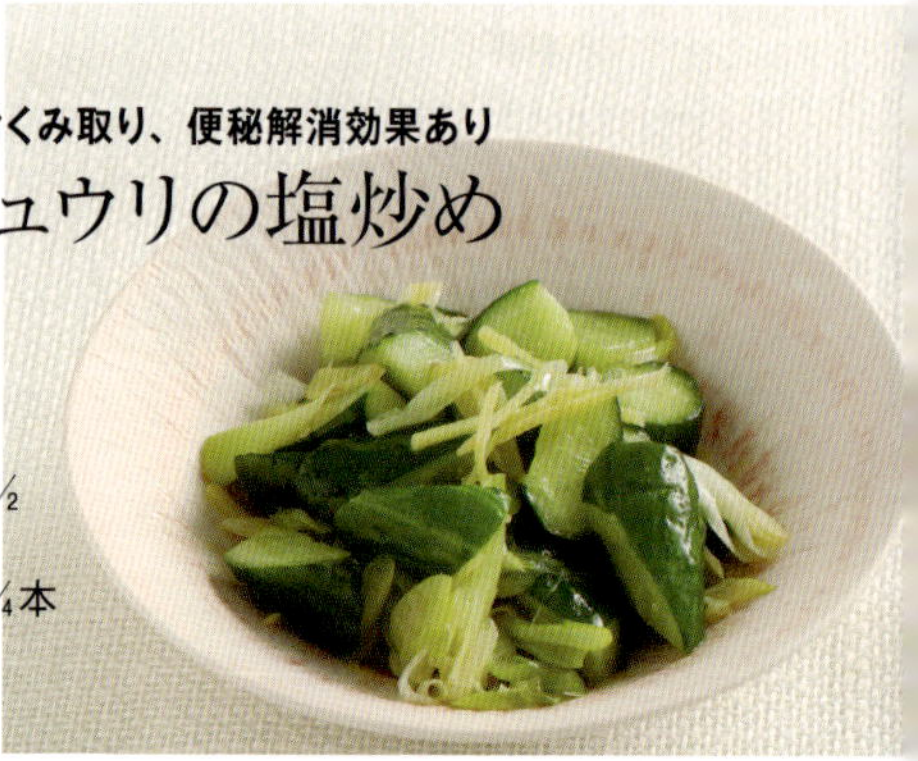

材料（2人分）

ショウガ……3cm
キュウリ……1本
塩（板ずり用）……小さじ½
ゴマ油……小さじ2
ネギ（斜めスライス）……¼本
塩……少々

作り方

1 ショウガは皮をむき、千切りにする。キュウリは分量の塩をつけて板ずりし、乱切りにする。

2 フライパンにゴマ油とショウガを入れて中火にかけ、香りが出てきたらキュウリ、ネギを加えて炒め、塩で味をととのえる。

ショウガ レシピ 3

万病に効く、ショウガをたっぷり食べたいならこの一品

ショウガの天ぷら

材料（2人分）

ショウガ……1かけ
天ぷら粉……50g
ビールまたは炭酸水……100cc
揚げ用油……適量

作り方

1 ショウガは皮ごとよく洗い、5mmほどのスライスにする。

2 天ぷら粉とビールを軽く混ぜ合わせる。

3 **1**を**2**につけて170度の油で揚げる。

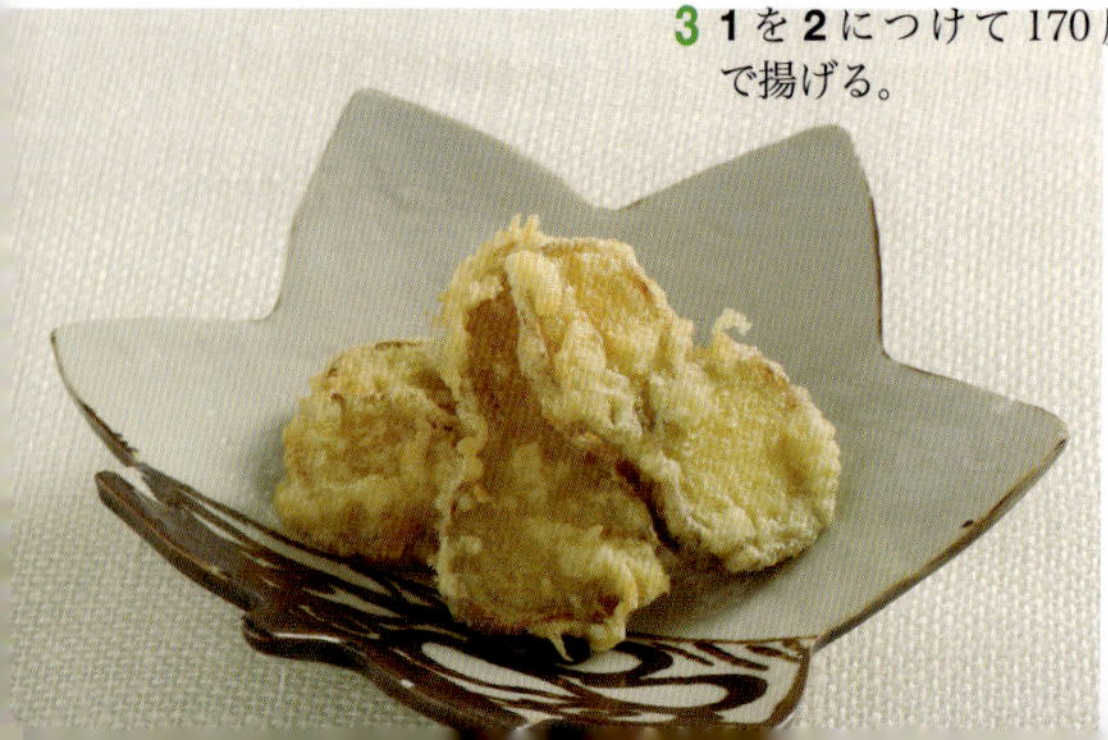

生活習慣病にも効果大

タマネギ

陽性食材

効能 高血圧・血栓症・強壮・糖尿病

この成分が効く!

アリシン

アリウム属野菜（ニラ、ニンニク、ネギ、タマネギ、らっきょ）の匂いの素。強い抗菌作用があり赤痢、チフス、コレラにも有効。ビタミンB1と結合して血中に長くとどまり、疲労回復効果を高める。

ケルセチン

タマネギの茶色い皮に含まれるポリフェノールの一種。過酸化脂質の生成を防ぎ、血流をよくして血管病を予防する。

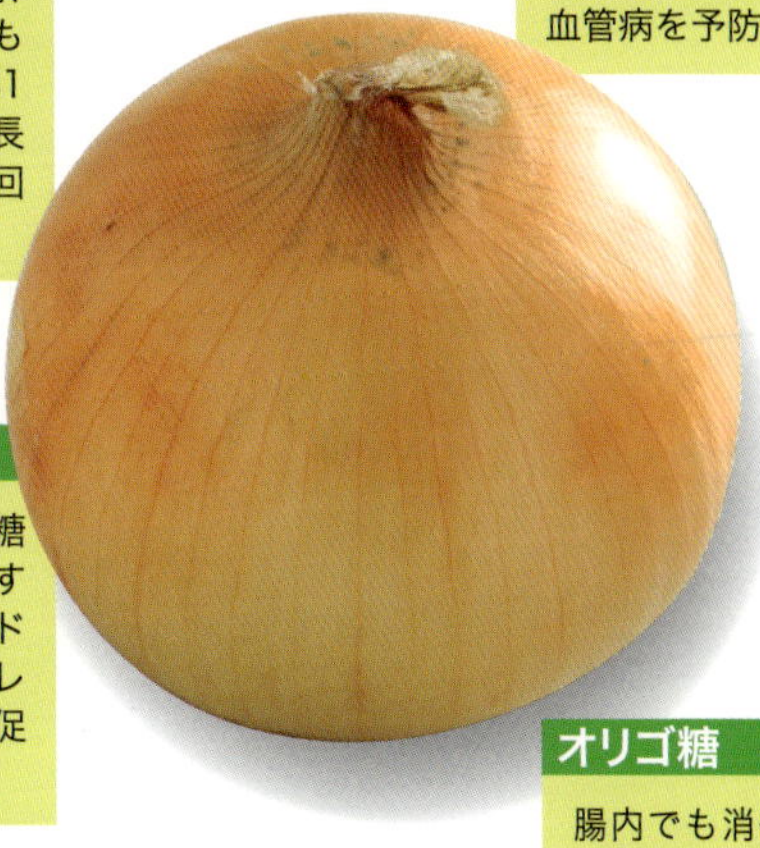

硫化プロピル

糖分の代謝を高め糖尿病を予防。加熱するとトリスルフィドに変質し、血中コレステロールの代謝促進作用を発揮。

オリゴ糖

腸内でも消化されず、善玉菌を活性化させ腸内環境をととのえる食物繊維の一種。老廃物の排出を促し免疫効果をアップする。

リン

疲労回復や細胞の成長、修復、関節痛を緩和する。

セレン

活性酸素の活動を抑制し、ビタミンEに働きかける。また抗ガン、抗酸化作用もある免疫成分。

ピラミッドや万里の長城を作る際に、労働者のスタミナ源になったといわれているタマネギ。ニラやニンニクと同じく、強壮にすぐれた食材です。強い香りには殺菌作用もあり、イギリスでは台所などに置かれていました。意外な効用としては、**切ったタマネギを枕元におくと、鎮静作用により安眠効果が得られます**。

タマネギは春が旬の陽性食材。3月頃から店頭に並ぶ甘味の強い新タマネギは、香りも辛みも強くないので、栄養を丸ごと摂取するためにも、水にさらさずそのまま食べたいところです。

●タマネギの医者いらずの素

タマネギにはビタミンC、ケルセチン、オリゴ糖、セレンと免疫力アップの栄養素が種類豊富に含まれています。ケルセチンは、タマネギの茶色い皮に多く含まれるポリフェノールの一種で、強力な抗酸化作用を発揮しガンや高血圧など生活習慣病を予防します。ビタミンCとともに摂取することで、血管年齢を若返らせ脳血栓、心筋梗塞、高血圧など生活習慣病を予防します。また、セレンも生活習慣病を予防する抗酸化力にすぐれています。オリゴ糖は炒めたタマネギの甘味成分で、腸内で善玉菌を増やして調子をととのえ、免疫機能や肝機能も高めます。

タマネギがスタミナ食材として昔から

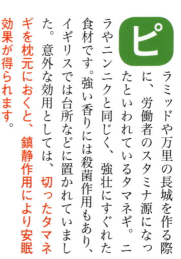

珍重されたのは、**ビタミンB_1の吸収・利用を助け疲労回復を促すアリシンが、多量に含まれている**ため。夏に豚のしょうが焼きを食べたくなるのは、アリシンが豚肉のビタミンB_1をスタミナ源に変え、ショウガの馬力アップ効果を、体が欲っしているからです。

血糖を下げるグルコキニン、血糖の代謝を高める硫化プロピルは、糖尿病に効果のある成分です。

●食べ方のポイント

アリシン、硫化プロピルは熱に弱く水にも溶けやすい成分です。**血糖値が気になる人は、硫化プロピルを効率よく摂取できる生食を**。逆に**加熱すれば、血中コレステロールや中性脂肪を減らし、血液サラサラに威力を発揮**します。強い香りや辛みが苦手で水にさらしてから生食する場合は、刻んで水にさらして2分ほどで水切りするか、刻んだ状態で15分以上放置して成分を安定させてから水にさらしましょう。

タマネギは**アスパラガス、セロリ、トマトと一緒に炒めると血圧降下に効き目があります**。また**小松菜、きのこ、ショウガとの食べ合わせは、冷えや胃弱に効きます**。ケルセチンが含まれる茶色い皮は、そのまま食べることはできないので、煮出してスープやカレー、シチューのベースにしましょう。

タマネギ　レシピ１

昆布ダシでゆっくり煮たタマネギは汁ごといただきます

タマネギ丸ごと煮

材料（作りやすい分量）

タマネギ……2個
昆布……1枚
だし汁……1L
塩……少々
ショウガ（おろしたもの）
……少々

作り方

1 タマネギは根、茎を切り落とし、平らになるようにする。
2 鍋に昆布を敷き、その上に**1**をおき、だし汁を半分量注いで弱火にかける。
3 だし汁が少なくなったら足し、タマネギが柔らかくなるまで1時間ほどゆっくり煮る。
4 塩で味をととのえ、椀に盛り、ショウガをのせる。

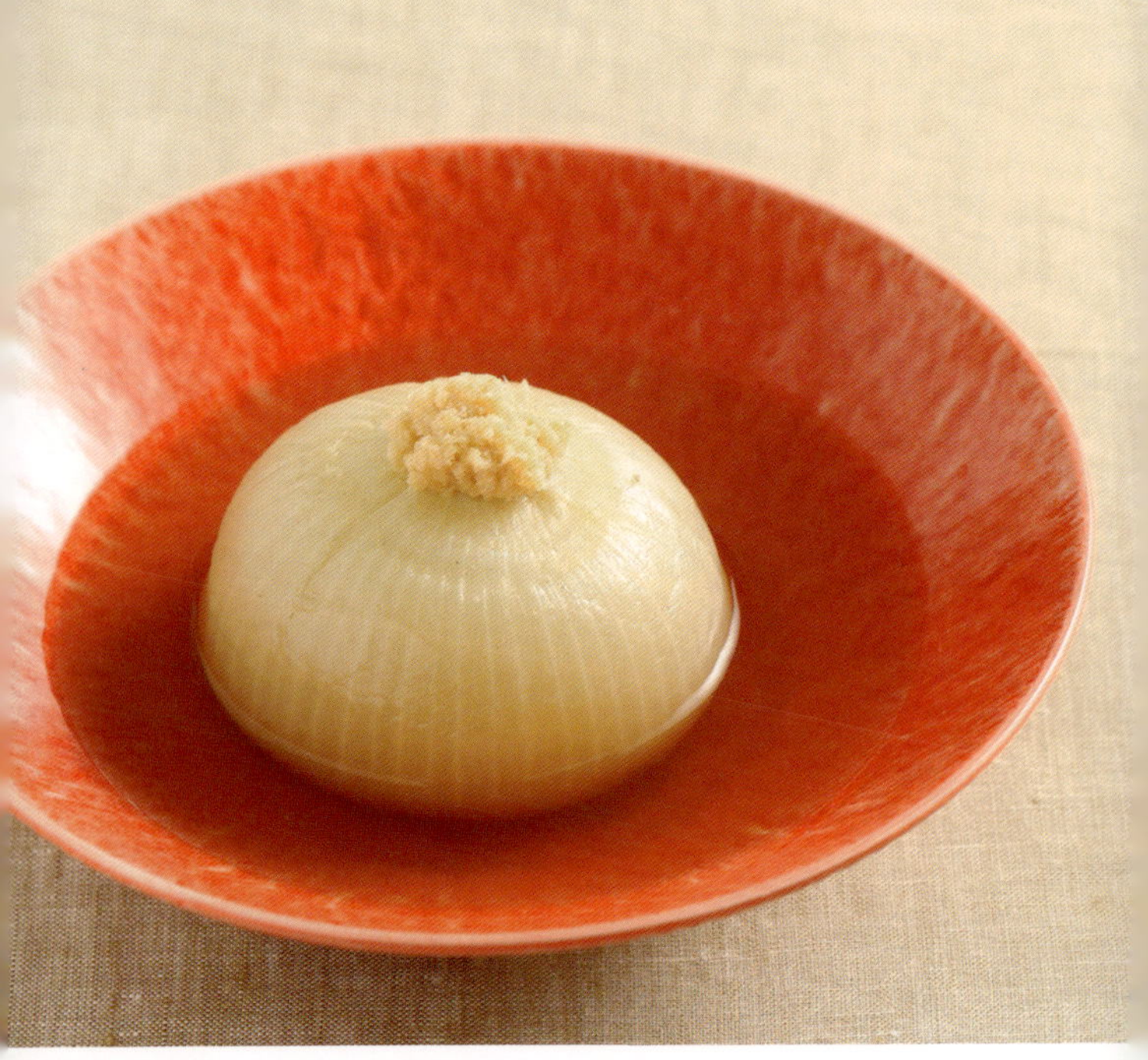

タマネギ レシピ 2

血液サラサラに威力を発揮！　血糖値が気になる人に

タマネギの韓国のりあえ

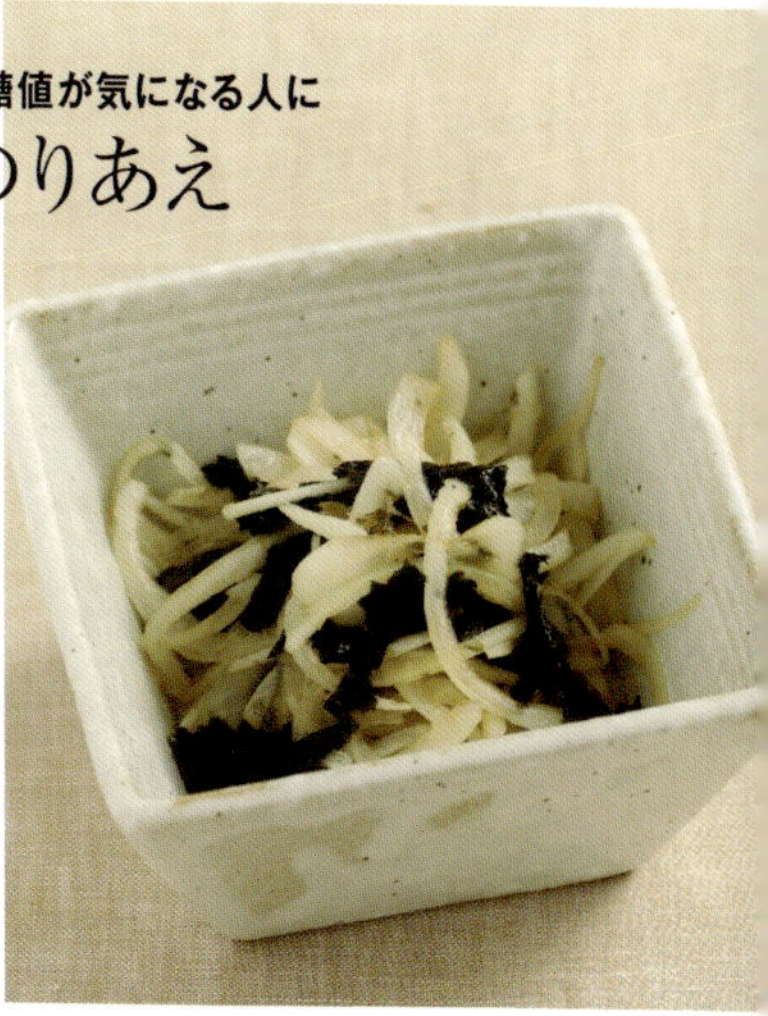

材料（2人分）

タマネギ……小1 個
韓国のり……小5 枚
しょうゆ……小さじ1

作り方

1 タマネギは茎を切り落として縦二つに切り、薄切りにする。10 分ほど水にさらして水けを拭く。

2 ボウルに **1** を入れ、韓国のりを手でちぎって加える。しょうゆを加えてさっとあえる。

タマネギ レシピ 3

じっくり焼くことで血中コレステロール代謝促進作用を発揮

タマネギの丸ごと焼き

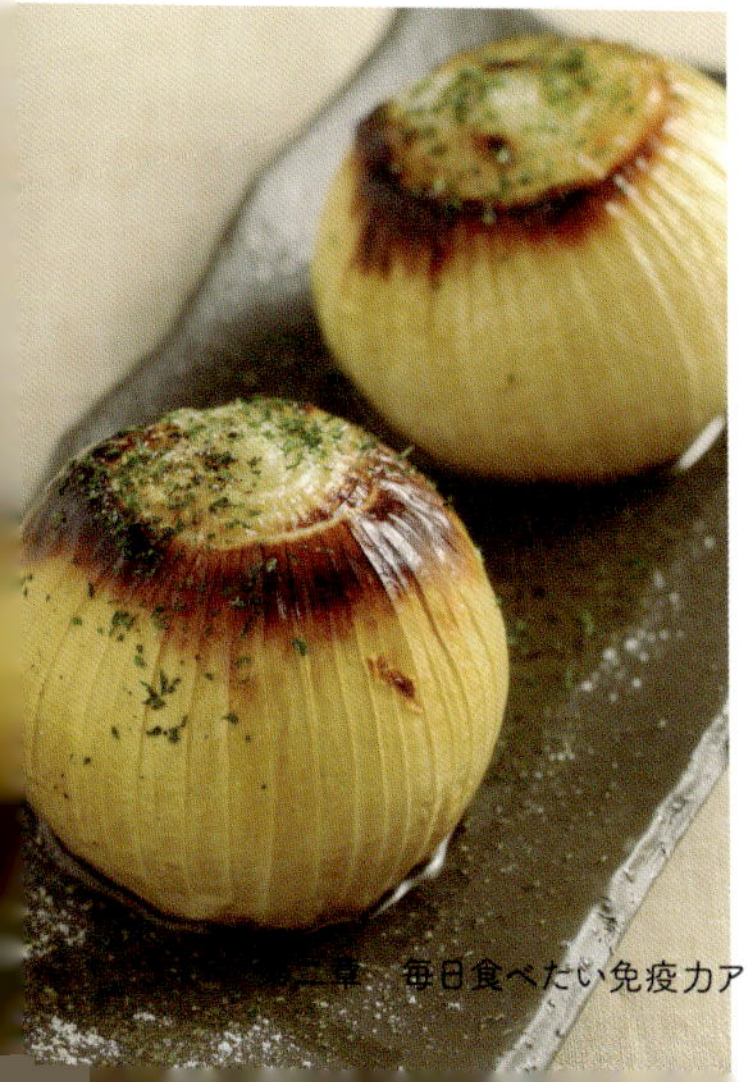

材料（2人分）

タマネギ……2 個
オリーブオイル……適量
塩、こしょう……少々
パセリ（みじん切り）……少々

作り方

1 タマネギは根、茎を切り落とし、上下平らになるようにする。

2 耐熱容器にオリーブオイルを回し入れて **1** をおき、上からもオリーブオイルをかける。

3 170 度に熱したオーブンに **2** を入れて 1 時間ほど焼き、塩、こしょう、パセリをふる。

海中のミネラルがたっぷり

海藻類

間性食材

効能 コレステロール低下・抗血栓・新陳代謝

この成分が効く!

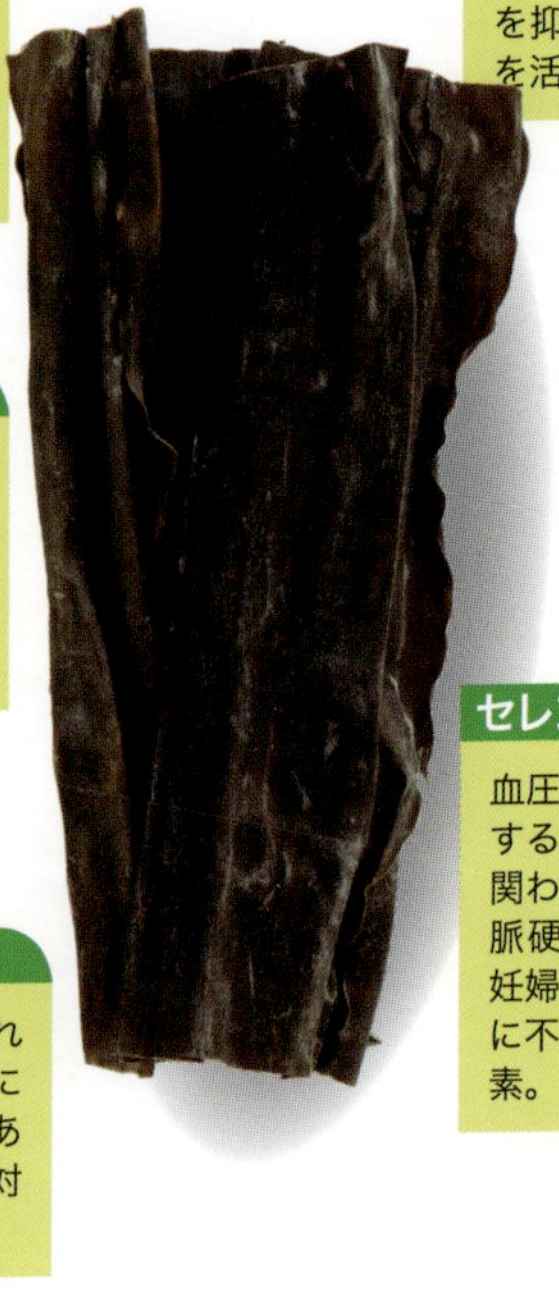

ヨウ素

甲状腺ホルモンを作ることで交感神経を活発に働かせ、新陳代謝を促す。毛髪、歯、皮膚、爪の成長促進にも不可欠。

フコイダン

ガン細胞に働きかけ自然消滅させるほか、ガン細胞の転移を抑制し、免疫細胞を活性化する。

αリノレン酸

生活習慣病予防効果、とりわけ体内でDHAやEPAへと変わり、ガン抑制作用を発揮する。

セレン

血圧をコントロールするホルモン生成に関わり、高血圧や動脈硬化を予防する。妊婦、授乳期の女性に不足しがちな栄養素。

ビタミンK

海藻類に多く含まれるカルシウムを骨に取り込む作用があり、骨粗しょう症対策に有効な成分。

のり、わかめなど多くの海藻は、古くから日本人に親しまれてきた食材です。ひと口に海藻類といっても、さまざまな種類がありますが、褐藻類（昆布、わかめ、ひじき、もずく）、紅藻類（のり、テングサ、ふのり）、緑藻類（アオノリ、あおさ）の三種類に大別されます。栄養成分は野菜と似ていますが、ミネラル豊富な海中で光合成をするので、栄養価の面では海藻に軍配が上がります。

海藻類の特徴は、**ナトリウム、カリウム、鉄分、カルシウム、マグネシウム、マンガンなど多くのミネラルが含まれている**点。中でもヨウ素の含有量は特筆ものです。ビタミンも豊富で、免疫力アップに欠かせないA、C、E、B_2のほかに、B_1、B_6が含まれます。また、野菜にはほとんど含まれていないビタミンB_{12}も、のりには含まれているのです。

お湯・しょうゆと混ぜるだけでお吸い物になるとろろ昆布や、食が進まない夏にのど越しよくご飯をかき込めるめかぶは、栄養価の面でも優等生です。

●海藻類の医者いらずの素

海藻に豊富なヨウ素は、新陳代謝を高め若さと健康を保つ、甲状腺ホルモンを合成します。

海藻特有のぬめりは、アルギン酸によるもの。アルギン酸にはコレステロールの低下、血圧降下、塩分や毒素の排泄作用があります。また褐藻類のぬめりには、コレステロール値を抑制するほか、ガン細胞を消滅させるフコイダンという免疫力アップの成分が含まれています。海藻類に含まれる脂質も、血液サラサラ効果のあるＥＰＡなど、野菜には含まれていない高度不飽和脂肪酸を主成分とし、降圧・抗血栓・コレステロール値抑制などに作用します。さらにのりには、強心・強肝作用や降圧・抗血栓作用のタウリンも含まれているのです。こうしてみると、**海藻類には心疾患や脳血管疾患をはじめとする、血管病に有効な成分が何種類も含まれており、生活習慣病の特効薬**であることがわかります。

●食べ方のポイント

だし取りに使われる昆布は、捨てられてしまうことが多いですが、細かく切ってからだしをとり、そのまま具として食べましょう。アルギン酸やフコイダンを含むぬめりを食べ尽くすなら、とろろ昆布が最適です。

基本的には間性食材ですが、昆布やひじきは陽性食材、わかめやのりは陰性食材です。**陰性体質の人は、わかめを生食するなら酢の物よりしょうゆ味のドレッシング**を、のりは焼きのり、味付けのりなど乾燥させているものを食べて、体を冷やさないように心掛けましょう。

海藻類 レシピ1

海のミネラルをたっぷり食べて、血液サラサラに

わかめとみょうが、しらすの酢の物

材料（2人分）

わかめ（生）……50g
みょうが……4個
塩……少々
しらす……50g
いりゴマ（白）……少々
A（作りやすい分量）
　だし汁……100cc
　酢……50cc
　砂糖　……大さじ1と½
　しょうゆ……30cc
　塩……少々

作り方

1 わかめは沸騰したお湯に入れ1分ほどゆでる。冷水に取り上げ水けを切る。
2 みょうがは斜めにスライスし、塩をふっておく。
3 鍋に**A**を入れひと煮立ちさせてから冷ます。
4 ボウルに**1**と**2**、しらすを加えて混ぜ、**3**を大さじ4ほど加えて混ぜ合わせる。器に盛り、いりゴマをふる。

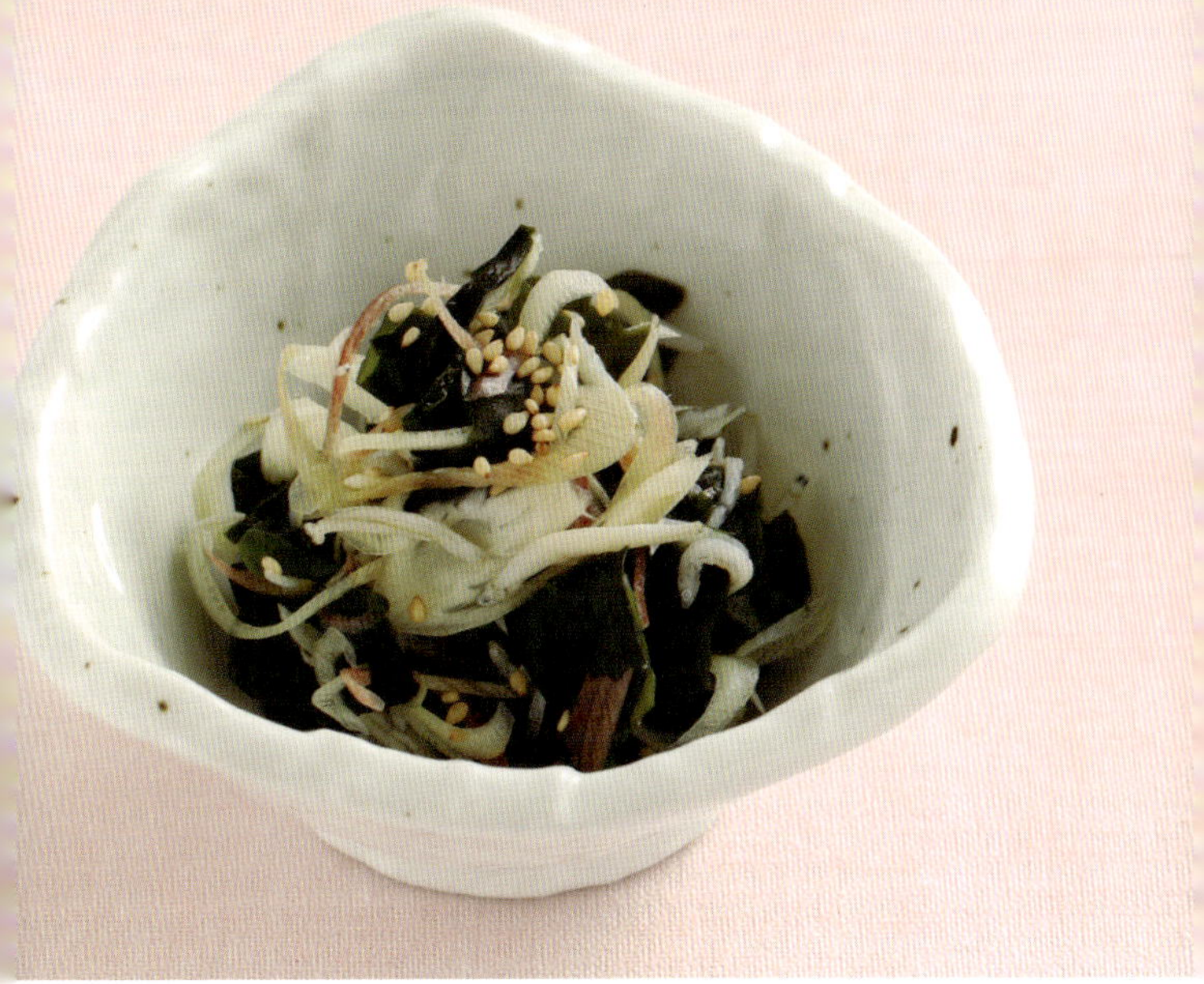

海藻類 レシピ2

新陳代謝を高め、若返り効果も期待できるお惣菜

ひじきと大豆の煮物

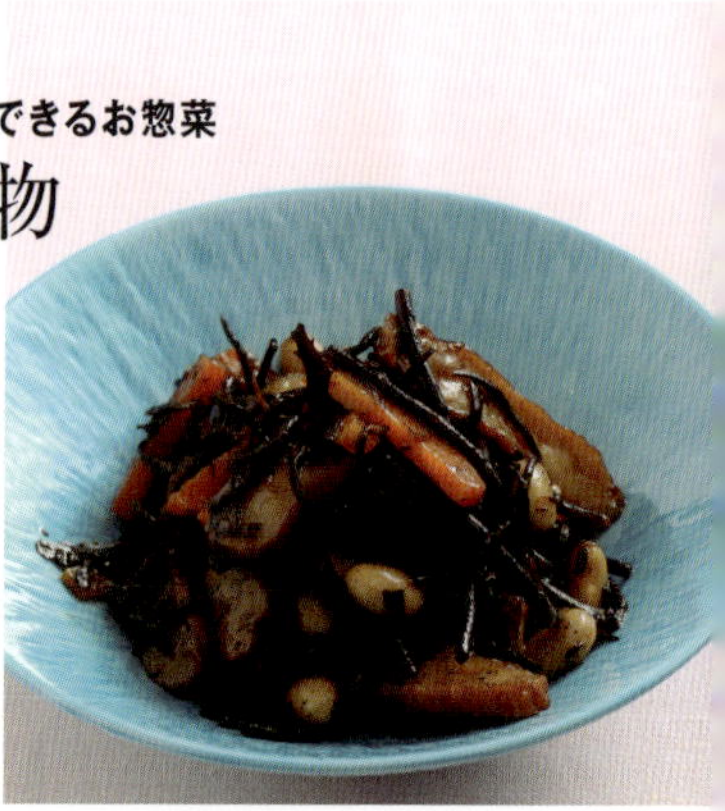

材料(2人分)

ひじき(もどして)……100g
さつま揚げ……小2枚
ニンジン……3cm(30g)
ゴマ油……大さじ1
大豆(水煮)……80g
A だし汁……150cc
　砂糖、しょうゆ……各大さじ1
　酒……大さじ1

作り方

1 ひじきは洗って水でもどし、水けを切る。
2 さつま揚げは熱湯をかけて湯通ししてから薄切りにし、ニンジンは短冊切りにする。
3 鍋にゴマ油を熱して **1** を炒め、**2** と大豆を加えてさらに炒める。**A** を加えて混ぜ、汁けがなくなるまで中火で炒め煮する。

海藻類 レシピ3

ガン細胞を消滅させる
フコダインが豊富な昆布料理で長寿

切り昆布のじゃこ炒め

材料(2人分)

切り昆布(生)……70g
ちりめんじゃこ……大さじ4
ゴマ油……小さじ2
しょうゆ……小さじ2
みりん……小さじ1
塩……少々

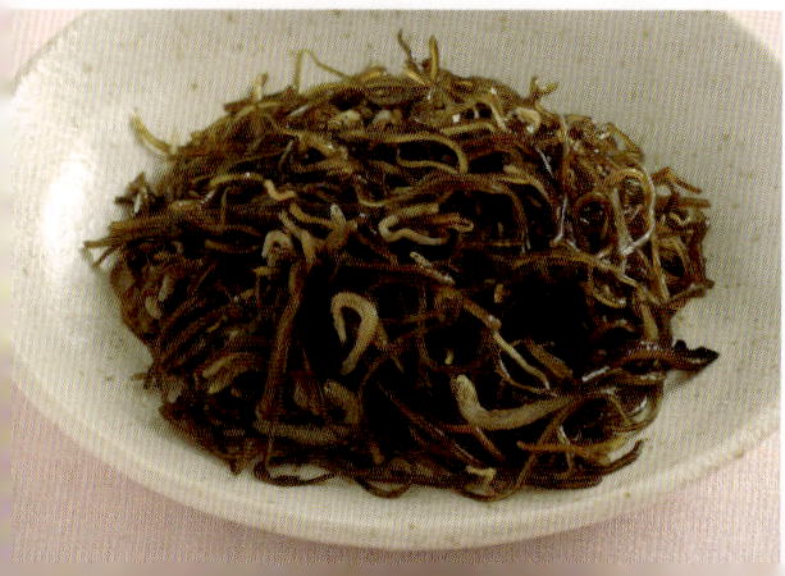

作り方

1 切り昆布は食べやすい長さに切る。
2 フライパンにゴマ油を熱し、切り昆布、ちりめんじゃこの順番に加えてて炒める。しょうゆ、みりんを加えてさらに炒め、塩で味をととのえる。

常食して免疫細胞を活性

きのこ類

陰性食材

効能　免疫力強化・腸内清浄

この成分が効く！

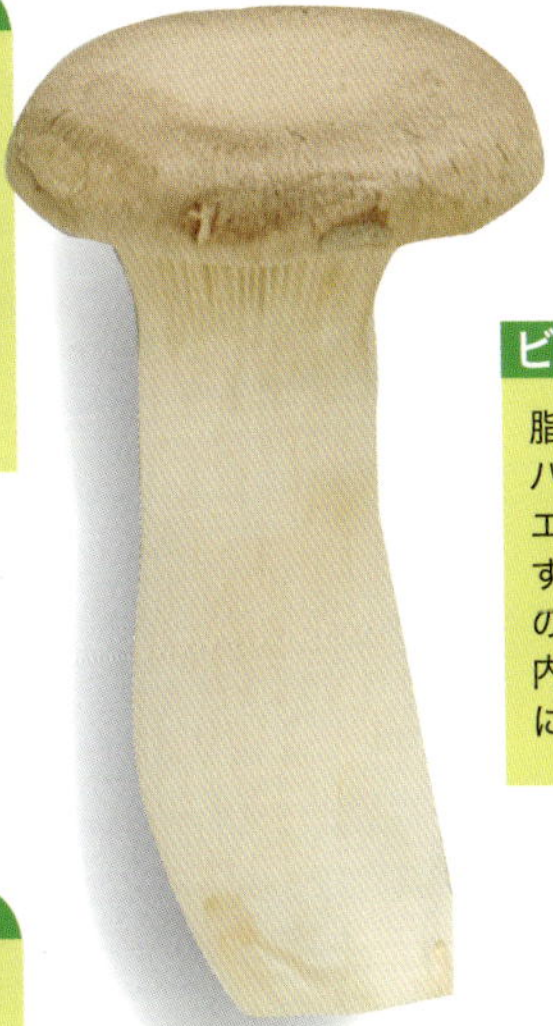

ビタミンD

紫外線にあたると体内でも生成可能なビタミン。カルシウムの吸収を促し骨にカルシウムを蓄えるほか、ビタミンAを効率よく吸収する働きもする。

ビタミンB_2

脂質、糖質、タンパク質を分解し、エネルギーを産生する。皮膚や粘膜の健康を保ち、口内炎やニキビ治療にも用いられる。

リン

すべての骨や細胞に存在し、体を組成するミネラルではカルシウムに次いで多い。ビタミンB群の吸収や作用に不可欠で疲労回復を促す。

グルカン

免疫細胞を活性化して、人が本来持っている免疫力を発揮させる働きがある、食物繊維の一種。腸の機能を高め、便秘や毒素排出を促し、善玉菌を増やして腸内環境をととのえる働きもある。

低カロリーでダイエット食としても好まれるきのこ類。漢方では、体にこもった余分な熱をとる、といわれているように、水分が90％も占める陰性食材ですが、生で食べることはほとんどないので、陰性体質でも食べ方に気を使う必要がない食材でもあります。**食物繊維も多く、腸内の有害物質や老廃物をとりのぞき、血液を浄化します。**

きのこ類に含まれるプロビタミンDは、紫外線にあたるとビタミンDに変わり、カルシウムの吸収を助けるだけでなく、免疫機能にも作用するといわれています。きのこは湿気の多い日陰で育つので、生のままではビタミンDはほとんど含まれていませんが、天日乾燥させた干ししいたけには多量に含まれています。

いまではおなじみのエリンギが家庭で食べられるようになったのは、わずか15年ほど前のこと。安価なまいたけが流通し始めたのも20年前です。ただ、人工栽培されたきのこと天然ものでは、香りがまるで違うそうです。

●きのこ類の医者いらずの素

きのこ類に含まれる食物繊維の一種グルカンは、免疫細胞を活性化し、ガンを抑制する働きもあります。特にまいたけやしめじには多く含まれているので、**ガン予防に食べておきたい食材**です。

きのこは、種類別に異なる薬効成分を

含んでいる食材です。しいたけには、血中コレステロールを下げるエリタデニン、ガンを抑制するレンチナンがありますし、なめこのぬめりの素はタンパク質やアミノ酸の吸収を助け体を強くするムチン、まつたけの香りとうま味成分には食欲増進効果があり、まいたけに含まれるXフラクションはインスリンの働きを促し糖尿病に効きます。

●食べ方のポイント

カルシウムの豊富な食品と一緒にきのこを摂ると、カルシウムの吸収を促し骨に蓄積させる働きをします。さらに、油を少量プラスすることで、ビタミンDの吸収も促進されるので、**シラス干しや小松菜との炒め物は骨粗しょう症対策になります**。また、**たんぱく質食品と一緒に食べれば、きのこに含まれるビタミンB_2との相乗効果により、美肌効果も得られます**。なお、しいたけやまいたけの特有成分のレンチナンやXフラクションは、水溶性で水洗いするだけでも失われてしまうので、なるべく洗わず、煮汁ごと食べられる調理法をおすすめします。

ごぼうやいんげん豆との食べ合わせは、食物繊維の作用でコレステロール排除、糖尿病や高血圧、ガン予防に効果があります。またゴマ、くるみ、カボチャとの食べ合わせは、グルタミン酸やビタミンB_6の働きで脳の老化を防ぎます。

香りも良く栄養満点なごはんは、おにぎりにも最適

きのこと鶏の炊き込みごはん

材料（2人分）

米……2合
しめじ……½房
えのきだけ……½房
しいたけ……2枚
舞茸……½パック
鶏もも肉……150g
サラダ油……大さじ1
カツオだし（顆粒）
……大さじ1
海苔（千切り）……少々
A 酒……大さじ3
　みりん……大さじ1
　しょうゆ……大さじ2

作り方

1 米は洗ってザルにあげて水けをきる。
2 しめじとえのきだけは石づきを取って小分けに、しいたけは3mmほどのスライス、舞茸は小分けにする。
3 鶏もも肉は食べやすい大きさに切る。
4 フライパンにサラダ油を入れて中火にかけ、**3**の色が変わるまで炒めたら**2**を加え、全体がしんなりしてきたらカツオだし、**A**を加えて全体にからめる。
5 炊飯器に**1**と**4**を汁ごと入れ、2合炊き分より少な目の水（分量外）を入れ、混ぜてから炊く。
6 炊き上がったらお茶碗に盛り、海苔を飾る。

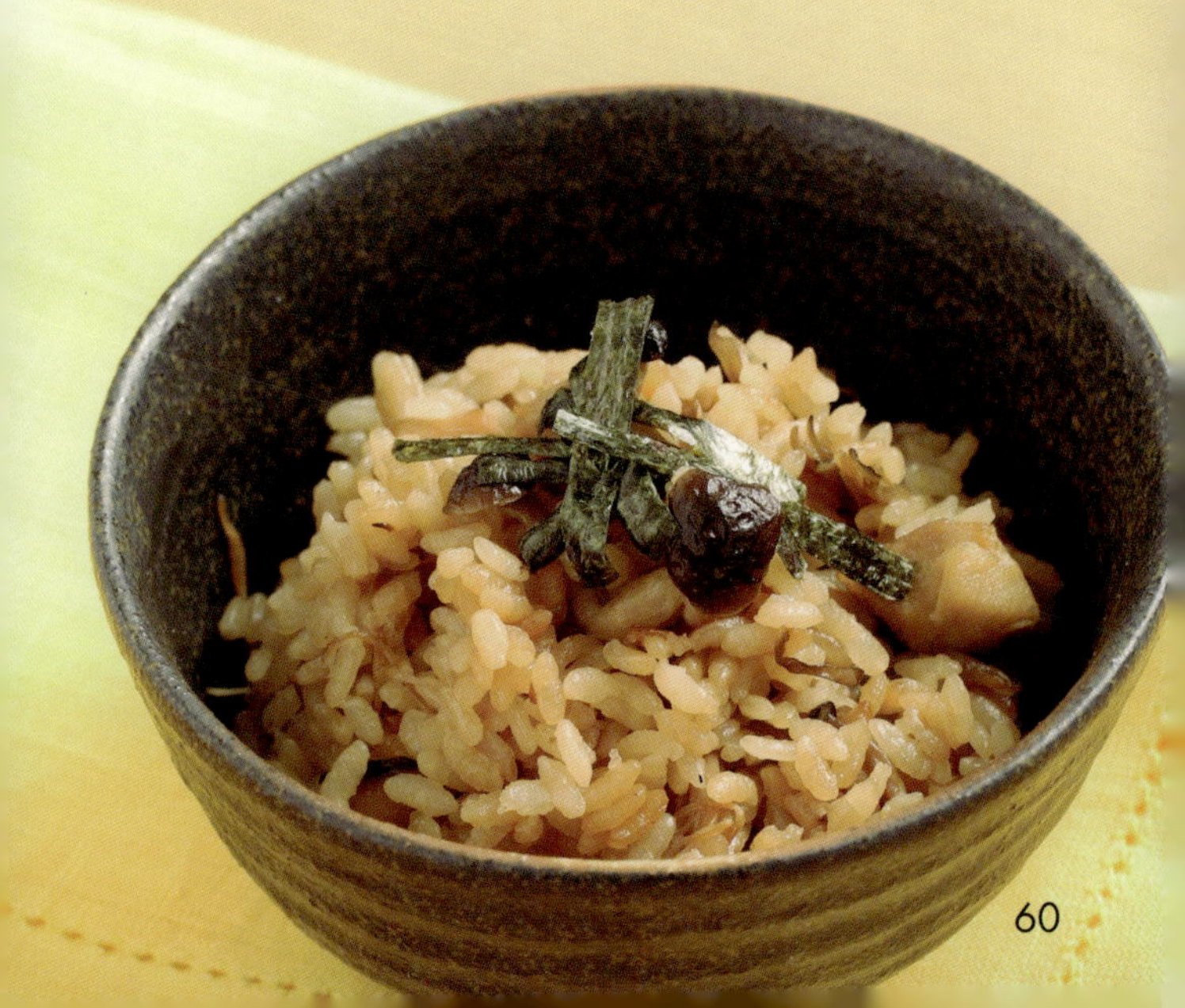

きのこ類　レシピ2

冷蔵庫に常備しておきたい、
いざという時のおかず

きのこのマリネ

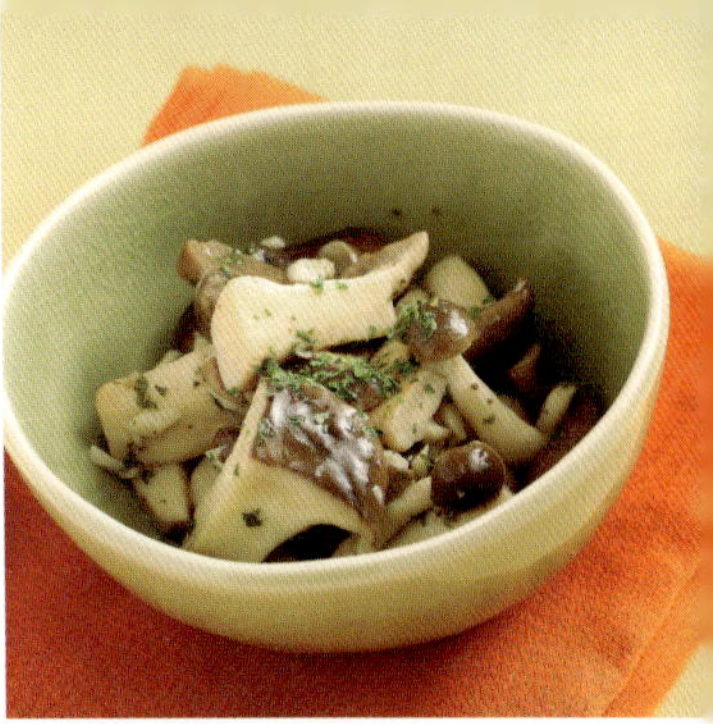

材料（作りやすい分量）

しめじ……1房
エリンギ……1パック
しいたけ……4枚
オリーブオイル……大さじ2
ニンニク（みじん切り）
……2かけ
赤唐辛子……1本
塩……小さじ⅓
黒こしょう……少々
レモン汁……大さじ2
パセリ（みじん切り）
……大さじ1

作り方

1 しめじは石づきを取り小房にわける。エリンギ、しいたけは食べやすい大きさにスライスする。
2 フライパンにオリーブオイルとニンニク、赤唐辛子を入れて弱火で炒める。香りが出てきたら**1**を加えて強火にしてさっと炒め、塩、黒こしょうで味をととのえる。
3 冷めたらレモン汁をかけ、パセリを混ぜる。

きのこ類　レシピ3

低カロリーで食物繊維もたっぷりな
ダイエットメニュー

きのこの焼きびたし

材料（2人分）

しいたけ……3枚
しめじ……½房
A だし汁……50cc
　しょうゆ……大さじ½
　塩……少々

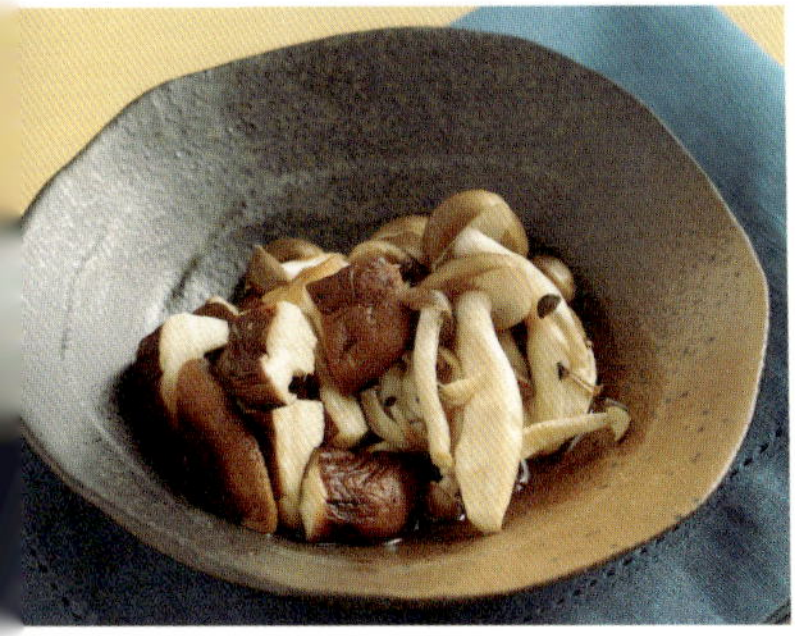

作り方

1 しいたけは石づきを落とし、軸に十字の切込みを入れる。しめじは石づきを取って小房にわける。
2 熱した焼き網に**1**をのせ、焦げ目がつく程度に返しながら焼く。しいたけは軸の切込みから4等分に裂く。
3 ボウルに**A**を混ぜ合わせ、**2**を手早く加えて混ぜ合わせ、汁ごと器に盛りつける。

薬効成分が強い体温め食材

ニンニク

陽性食材

効能 ガン・頭痛・疲労回復・抗うつ・強壮

この成分が効く!

ビタミンB_6

体内であまったタンパク質の代謝に必要な水溶性ビタミンで、脂肪肝を防ぐ働きがある。妊娠中の女性や抗生物質を常用している方は不足しがちなので注意が必要。

リン

ビタミンB群の吸収や作用に不可欠で疲労回復を促す。痛みを和らげたり、カルシウムの吸収を促す働きや、消化吸収を助ける働きがある。細胞の成長や修復、関節痛を緩和する。

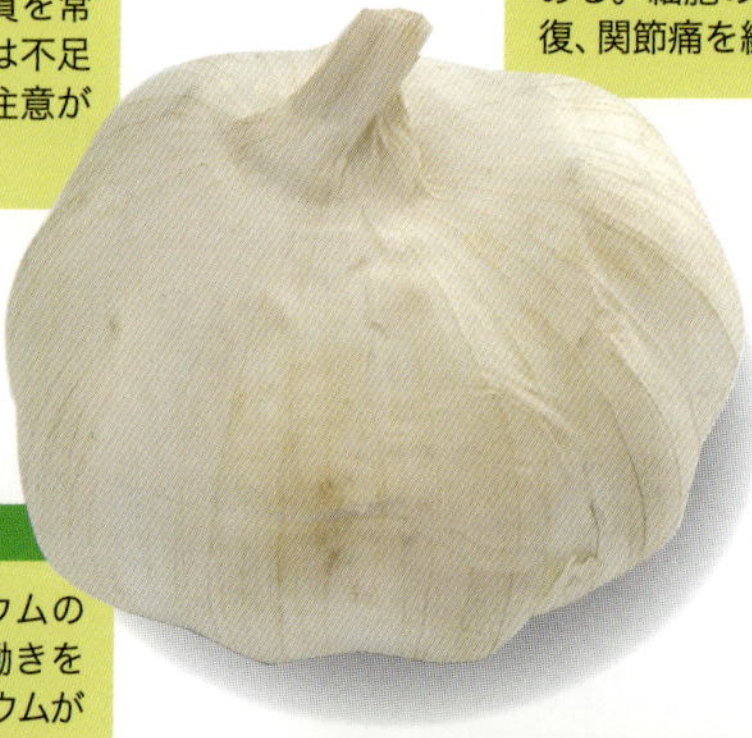

カリウム

体内のナトリウムの量を調節する働きをしている。カリウムが不足すると血液中のナトリウムが増えて、血圧の上昇を引き起こしたり、心不全などの原因にもなる。

スコルジン

コレステロールや中性脂肪の値を下げる働きをするため、動脈硬化や高脂血症にも有効。血栓ができるのをふせぐ。疲労回復や免疫力のアップにも。

古代エジプトでは、ピラミッド建設にあたって、労働者たちがタマネギやニンニクを食べていたそうです。古来より、疲労回復、滋養強壮の源だった証です。日本に出回っているニンニクは、国産のものや中国産のものが目立ちますが、最近ではプチニンニクや小ぶりのイタリア種、ニンニクの芽なども見かけるようになりました。

●ニンニクの医者いらずの素

ニンニクの香りの素であるアリシンが、体内に浸透して体を温め、肩こりや腰痛に効きます。さらに、取りすぎた塩分を輩出するカリウムや食物繊維が豊富です。また、微量ながら含まれるスコルジンは、血行促進、冷え性や心臓病などに効果があります。新陳代謝をアップし、水分排泄にも作用します。さらに抗酸化作用のあるセレンは、ガンの予防効果が高いと期待されています。

●食べ方のポイント

中華やイタリアンなど、香りづけに欠かせないニンニクですが、香りの素になるアリシンは、すりおろしたりつぶしたりすることで発生します。ただし、長時間加熱すると薬効成分が分解するため、手早く調理することが肝心です。また、ガンの予防には黄緑色野菜を、体力増強にはビタミンB_1が豊富な食品を一緒に取り入れるようにしましょう。

ニンニク　レシピ 1

香りの高いしょうゆだけでも、調味料として重宝します

ニンニクのしょうゆ漬け

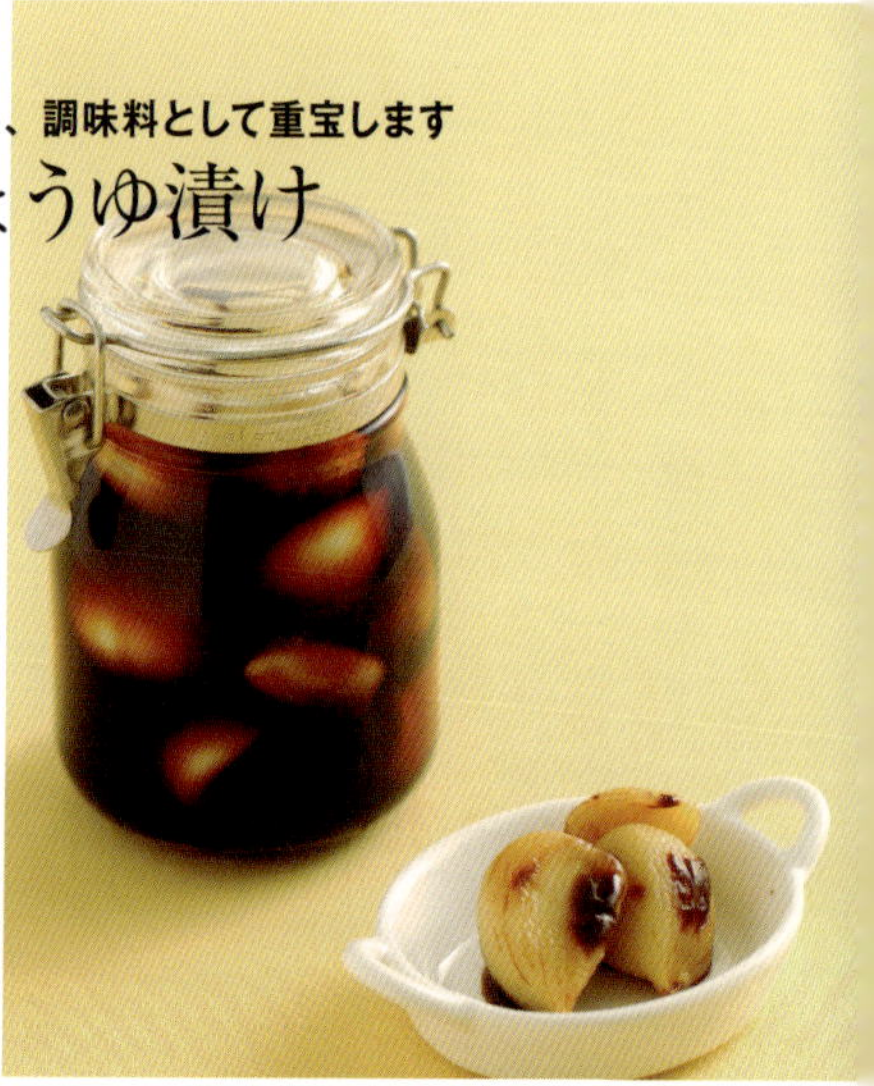

材料（作りやすい分量）

ニンニク……大2 個
しょうゆ……100cc

作り方

1 ニンニクは皮をむいてヘタを切る。
2 煮沸したビンなどに**1**を入れ、しょうゆを加えてフタをする。1週間ほどで食べられるようになる。

ニンニク　レシピ 2

元気の源、そして血液循環を促進してくれる最強の根菜

まるごとニンニクのホイル焼き

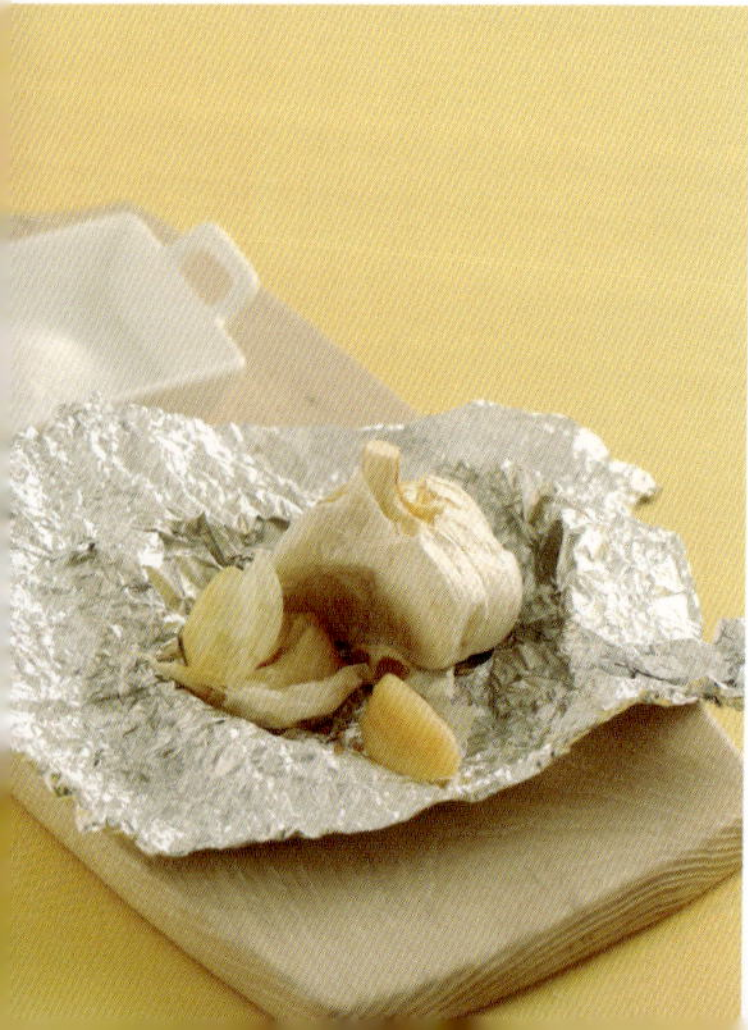

材料（2人分）

ニンニク……1 個
アルミホイル……適量
塩……少々

作り方

1 耐熱容器にニンニクを皮ごとおき、600w の電子レンジで1 分加熱する。
2 **1**をアルミホイルでまるごと包み、オーブンまたはトースターで 10 分焼く。
3 アルミホイルから出し、皮をむいて、塩をつけていただく。

整腸作用にすぐれた食材

リンゴ

陽性食材

効能 動脈硬化・高血圧・心臓病・整腸・二日酔い

この成分が効く!

ビタミンC

ストレスに対抗するホルモンの分泌を助ける働きがある。また、免疫力を高める働きもあり、かぜの予防や回復を助ける。

有機酸

クエン酸やリンゴ酸など、疲労回復の効果がある。疲労の原因となる乳酸を減らす効果がある。

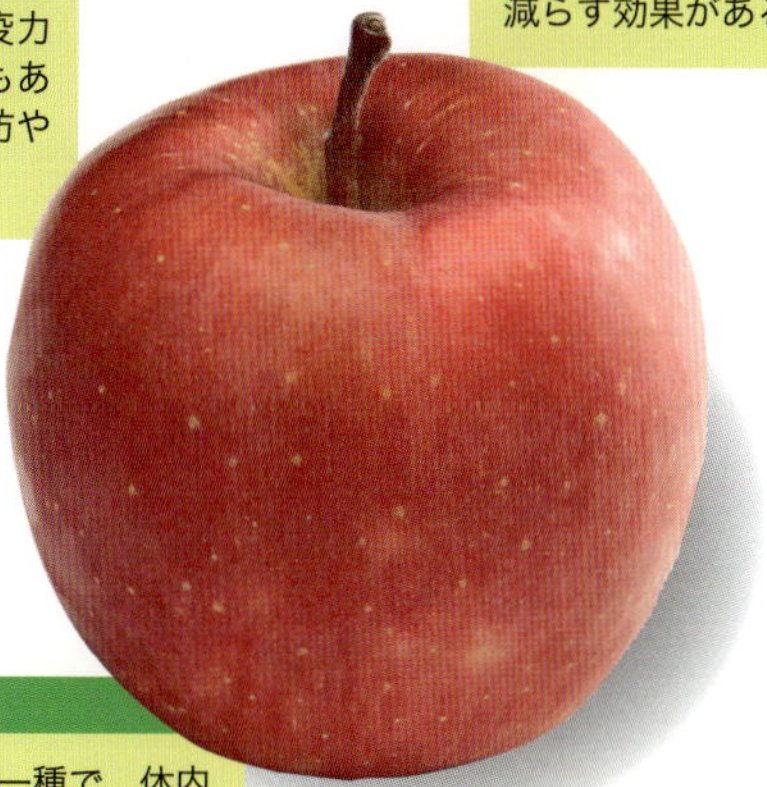

カリウム

ミネラルの一種で、体内のナトリウムの量を調節している。ただし、腎臓が弱っている場合、カリウムを摂りすぎると不整脈をまねくので、注意が肝心。なにごともほどほどに。

ペクチン

コレステロールを減らす効果がある。また、便秘解消にも役立つ食物繊維。腸内の炎症を起こした粘膜をカバーしてくれる働きがある。

果

物は、体を冷やす陰性食材が多いのですが、リンゴは陽性食材。さらに、**リンゴに含まれる食物繊維のペクチンは整腸作用が高いため、下痢にも効きます**。また、最近では、美容効果の面から、食用以外に高級化粧品等にも応用されています。

●リンゴの医者いらずの素

リンゴには、とても有名なことわざがあります。「1日1個のリンゴは医者を遠ざける」。まさに、ことわざどおり、ビタミンCや利尿作用のあるカリウム、整腸作用のある食物繊維のペクチン、ミネラル類が豊富で、古来より栄養価が高い果実として認識されてきました。また、**皮の部分に多く含まれるポリフェノールは、脂肪を抑制する効果が高い**と期待されています。血液をサラサラにします。

●食べ方のポイント

生のまま食用する場合、切ったリンゴの切り口が茶色く変色しないようにするには、レモン汁をふりかけるか、塩水につけるようにしましょう。ポリフェノールを多く摂取するには、皮ごと食べる工夫を考えましょう。ニンジン2本とリンゴ1個をジューサーにかけるだけの、**ニンジン・リンゴジュースもおすすめです**。繊維カスが、栄養分の吸収を妨げてしまうので、ミキサーではなくジューサーを使いましょう。

リンゴ レシピ 1

胃の働きを促進するこのサラダはスターターにおすすめ

リンゴとクレソンのサラダ

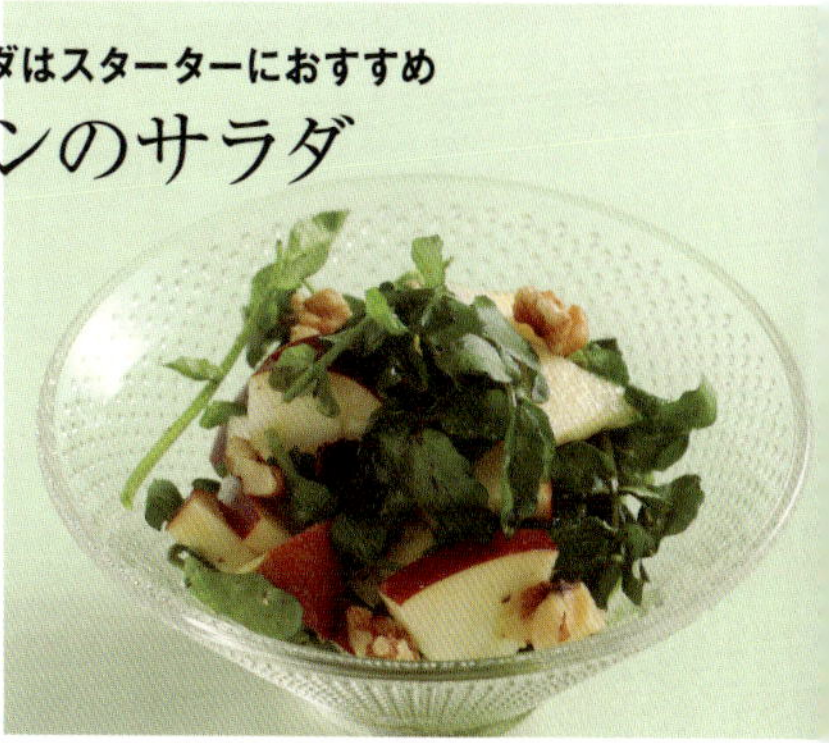

材料（作りやすい分量）

リンゴ……½個
クレソン（生）……1束
塩、こしょう……各少々
レモン汁……大さじ1
オリーブオイル……大さじ1
クルミ……4個

作り方

1 リンゴは4等分にして芯を取り、皮ごと2mmほどのスライスにする。

2 クレソンはよく洗って水気をきり、食べやすい大きさに手でちぎる。

3 ボウルに**1**と**2**を入れ、塩、こしょう、レモン汁、オリーブオイルを加えて混ぜ合わせる。皿に盛り、クルミを手でくだきながらちらす。

リンゴ レシピ 2

リンゴとヨーグルトは整腸作用の最強コンビです

皮ごとリンゴのヨーグルト

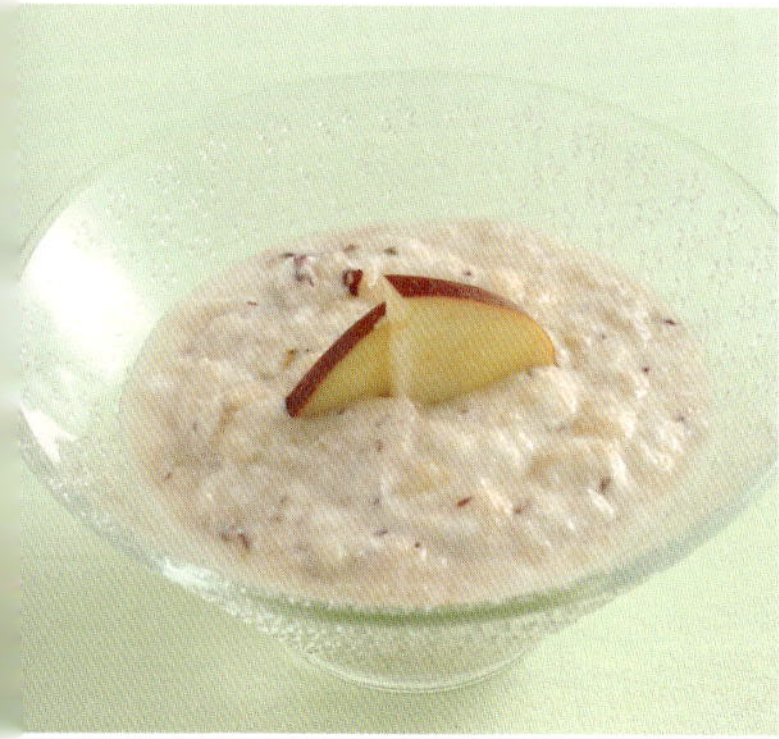

材料（2人分）

リンゴ……1個
プレーンヨーグルト……400cc
ハチミツ……大さじ2

作り方

1 リンゴは皮ごとよく洗ってすりおろす。

2 ボウルにプレーンヨーグルトと**1**、ハチミツを入れてよく混ぜ合わせ、1時間ほどおく。器に盛り、リンゴの薄切り（分量外）を飾る。

小さい粒に詰まった免疫パワー

ゴマ

陰性食材

効能 ガン、肝臓病予防・強壮・不老長寿

この成分が**効く!**

リノール酸

血中コレステロールを除き、血管病を予防する反面、過剰摂取は血栓症や動脈硬化を引き起こし、生活習慣病の原因にもなる。酸化しやすいので、すりゴマを買ったら短期間で使い切るように。

ゴマリグナン

肝脂肪の分解を促進し燃焼を促し、肝機能をアップする。またコレステロール値を抑えるほか、血圧低下作用、抗アレルギー効果も。

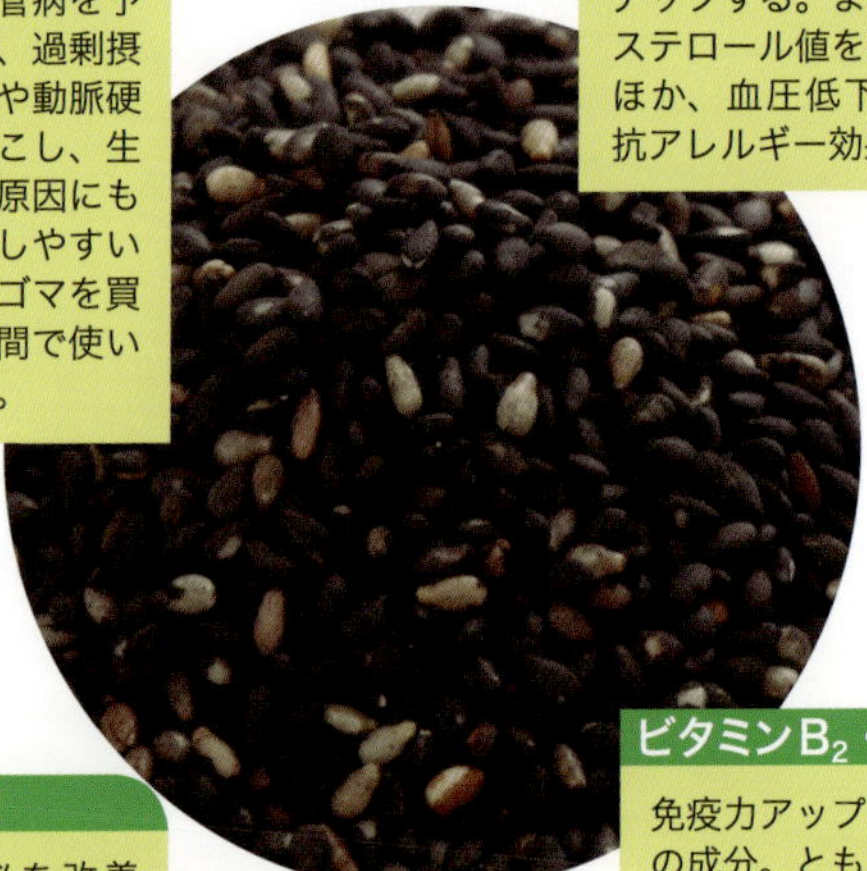

オレイン酸

胃酸の分泌を改善し、腸の働きを高める。血中コレステロールを除き、高血圧や動脈硬化など、血管病を予防する。

アントシアニン

黒ゴマに含まれる色素で、抗酸化作用を持つポリフェノール。活性酸素を除去して血管病やガンを予防する。また視力改善効果も。

ビタミンB_2・E

免疫力アップに必須の成分。ともに皮膚の新陳代謝を高めるだけでなく、ビタミンEはメラニン色素を分解する作用があり、美肌・若返りのビタミンでもある。

料理の万能選手として名脇役に徹するゴマですが、栄養価の高さと栄養素の多さはピカイチで、**数少ない完全栄養食**です。また、肝臓と腎臓、肺の機能を高め、胃腸を丈夫にするなど内臓の働きを助け、滋養強壮効果もあることから、不老長寿の食材といわれます。

●ゴマの医者いらずの素

ゴマの成分の約半分を占めるリノール酸やオレイン酸、リノレイン酸などの脂質は、動脈硬化を予防します。強力な抗酸化作用を持ちガンや肝臓病を予防するのは、セサミン、セサミノール、セサモリンなどを含むゴマリグナン。ゴマ油にも含まれている成分です。造血作用の鉄分や銅、強壮作用の亜鉛、骨を丈夫にするカルシウムといった**ミネラルも豊富**。また、**疲労回復するビタミンB群、抗酸化作用が若返りに効くビタミンEも、たっぷり含まれています**。

●食べ方のポイント

ゴマは殻が固く、そのまま食べると栄養素が吸収されないまま排泄されてしまうので、**必ずすりつぶして調理に使用します**。ゴマをする前には必ず炒ること。**熱したフライパンで5秒炒るだけで、抗酸化力がアップする**そうです。すりゴマは作りおきせずに、料理する直前に作るほうが、栄養素のロスは少ないです。

ゴマ　レシピ 1

すりつぶした黒ゴマで疲労回復、視力改善効果も期待

ほうれんそうのゴマあえ

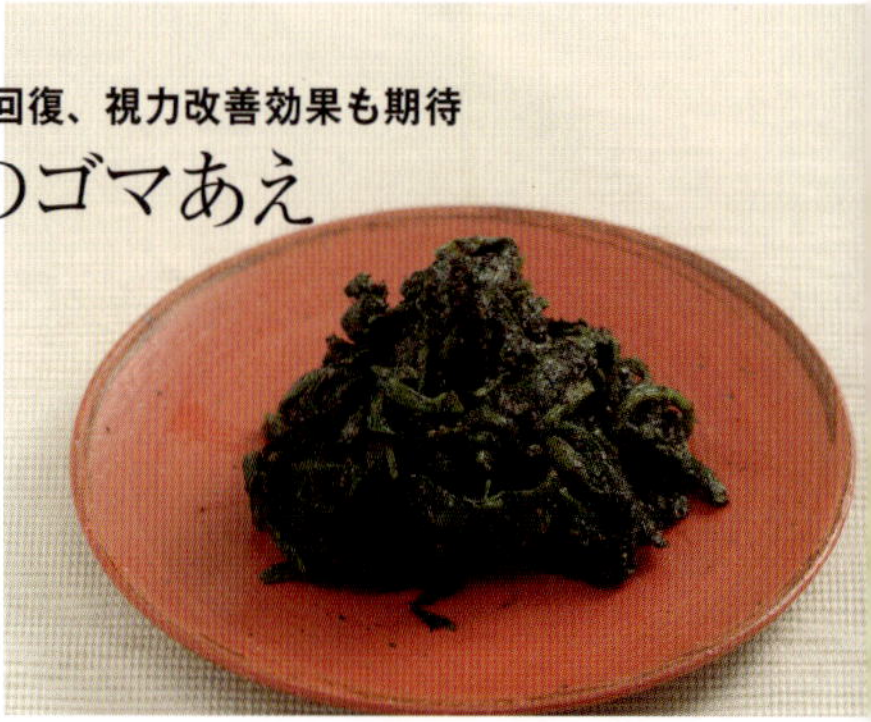

材料（作りやすい分量）

ほうれんそう……½束
しょうゆ（ほうれんそう用）
　……小さじ½
すりゴマ（黒）……大さじ3
しょうゆ……大さじ1
砂糖……大さじ1

作り方

1 ほうれんそうは根の先を浅く切り落とし、よく洗う。沸騰したお湯で30秒ほどゆで、冷水にとり、冷めたら水けを絞る。5cmほどの長さに切り、さらにしっかり水けを絞り、しょうゆをかけて混ぜ合わせる。

2 ボウルにすりゴマ、しょうゆ、砂糖を入れてよく混ぜ、**1**を加えてあえる。

ゴマ　レシピ 2

野菜とあえても、そのままディップしてもおいしい

ゴマドレッシング

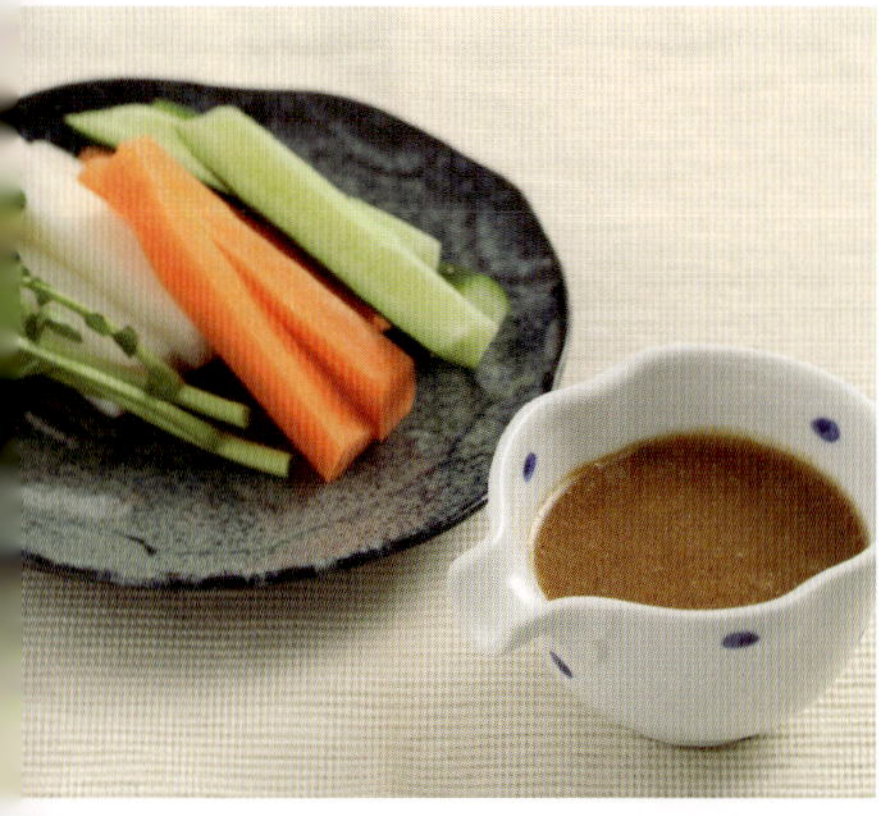

材料（作りやすい分量）

すりゴマ（白）……大さじ4
味噌（白）……大さじ2
砂糖……大さじ3
レモン汁……大さじ1
マヨネーズ……大さじ3
しょうゆ……大さじ1
スティックサラダ（ニンジン、キュウリ、ダイコンなど）
　……適量

作り方

全ての材料をよく混ぜ合わせる。浅めの器に盛り、スティックサラダにつけていただく。

第三章

あきらめるのはまだ早い!
その症状を改善する食材

だるい、眠れない、肩こりがひどい……
こんな不快な症状に悩まされていませんか?
ついつい我慢しがちなこれらの症状も
食べ物で緩和されます。
本章で紹介する食材は、基本12食材を含め
単品でも食べ合わせても効果的な食材ばかりです。

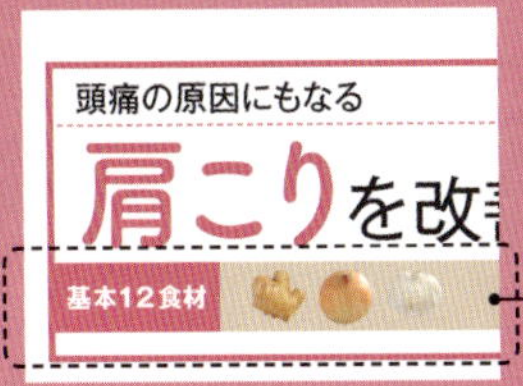

頭痛の原因にもなる
肩こりを改善
基本12食材

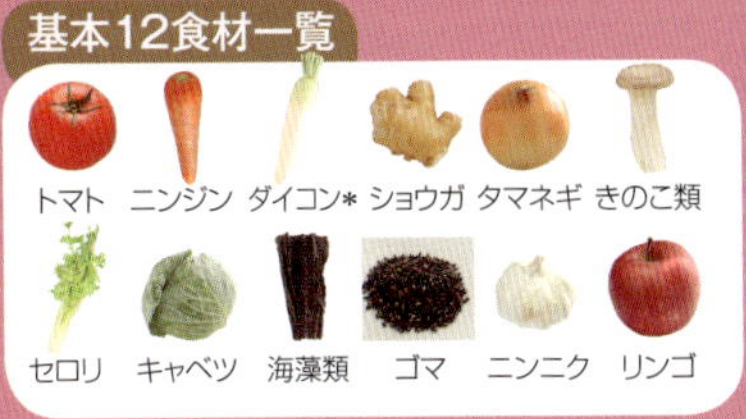

基本12食材一覧
トマト
ニンジン
ダイコン*
ショウガ
タマネギ
きのこ類
セロリ
キャベツ
海藻類
ゴマ
ニンニク
リンゴ

*(葉)の場合はダイコン葉

頭痛の原因にもなる

肩こりを改善

基本12食材

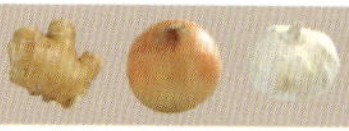

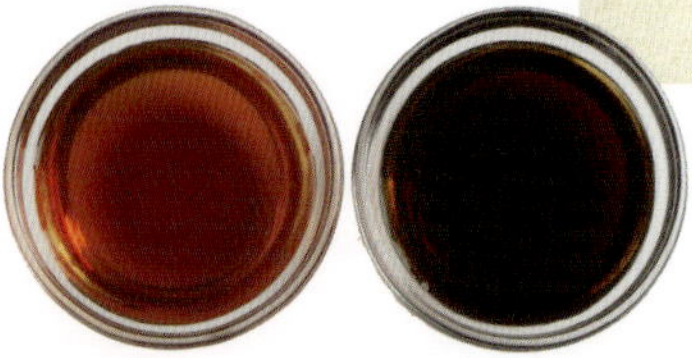

しょうゆ

しょうゆや自然塩、味噌など塩っ辛い調味料は陽性食材で体温め効果があり、いずれも肩こりに効きます。

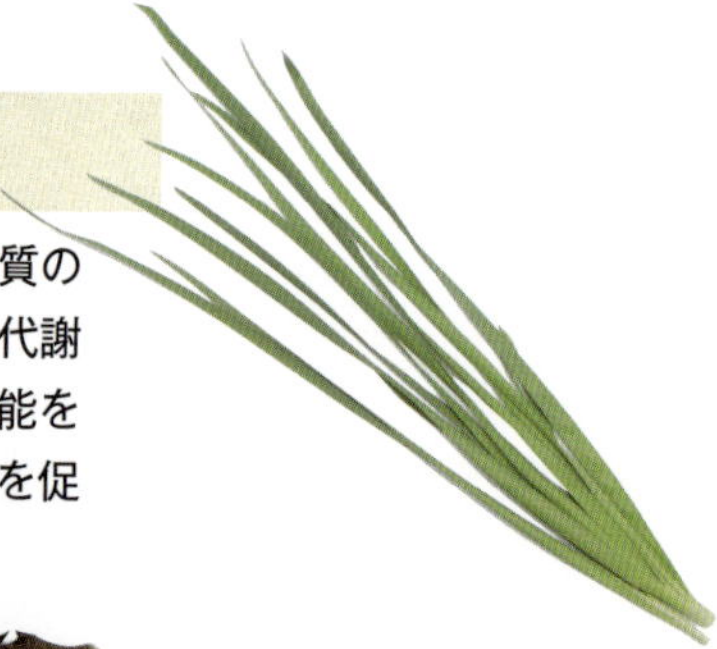

ニラ

薬効成分のアリシンが、糖質の代謝を促進し、エネルギー代謝を高め、内臓を温めて、機能を活発にします。血液の循環を促進する作用があります。

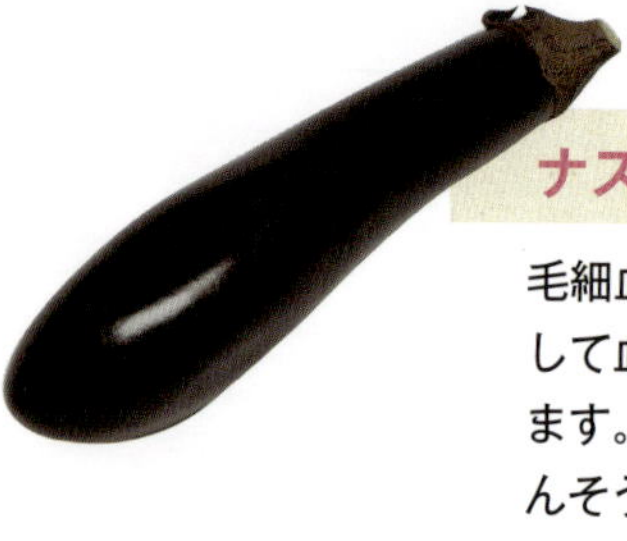

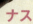

ナス

毛細血管を強化し、また拡張して血流を促すルチンを含みます。ルチンはそばやほうれんそうにも含まれています。

肩こりの原因はさまざまですが、肩の筋肉の血行不良であることに変わりはありません。即効性のある血流改善策は、体を温めるか血管を拡張するかです。**体を温めるにはショウガや葛《くず》、味噌、しょうゆなど、体温め効果の高い陽性食材が、また血管拡張にはタマネギ、ニンニク、ネギ、ニラなどきつい匂いが特徴のアリウム属野菜が最適です。**肩こり解消のスペシャルメニューは、ご飯に刻んだタマネギを大量にのせて、卵としょうゆをかけて食べること。また、トウガラシ3本を刻んで一升のホワイトリカーに30日間冷暗所で漬け込み、布でこしたとうがらしチンキは塗るだけで温まる肩こりの特効薬です。

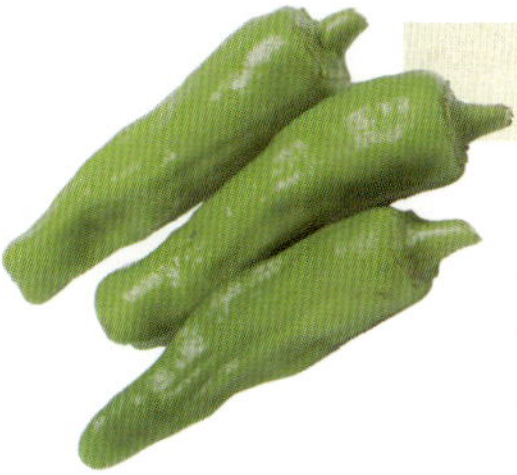

とうがらし

とうがらしに含まれる辛み成分のカプサイシンは、皮膚を刺激して血液循環を良化します。

肩こりを改善するその他食材

葛、味噌、塩、ネギ、ラッキョウ、そば、ほうれんそう

イスから立つのもつらい

腰痛を解消

基本12食材

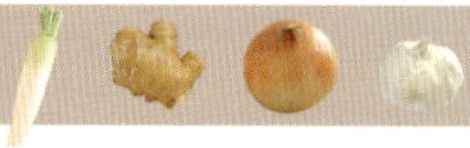

山芋

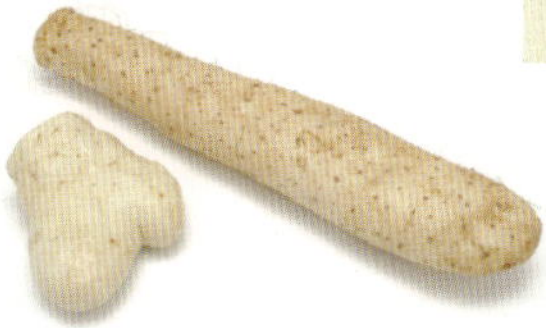

漢方には相似の理論（P139「腎不全」を参照）という考えがあり、根菜類は下半身を温めるとされます。タケノコやワサビも根菜類の一種です。

チーズ

末梢神経の傷を修復し、痛みをやわらげるだけでなく、ほんの一切れのチーズ（20g）で、約140ccの牛乳に匹敵するたんぱく質が摂《と》れます。

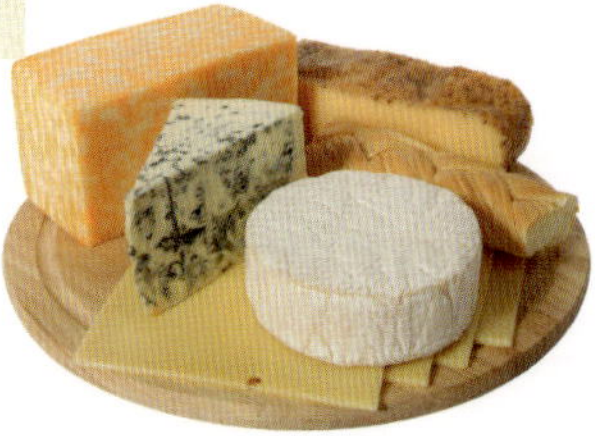

納豆

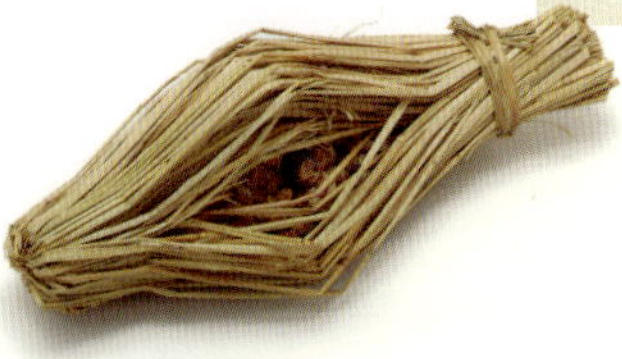

大豆サポニンが血中コレステロールを下げ、ナットウキナーゼが血栓を溶かし、血流を改善します。

腰

痛の大半は、足腰の筋肉の衰えからくるものと、下半身の冷えにともなう血行不良が原因です。日常的に歩いたりスクワットをして下半身の筋肉を鍛えながら、体を温め、血流をよくする食材を摂取しましょう。肩こりでもおすすめしたショウガやアリウム属野菜のほかに、**山芋やゴボウ、レンコン、ダイコン、ジャガイモなどの根菜類は、下半身の温め効果が高い**食材です。ただし、ダイコンを生で食べる場合は、陽性食材と一緒に。

　腰痛にはこのほか、貝類やイクラ、鮭、チーズなどに含まれるビタミンB_{12}が有効。ビタミンB_{12}は末梢神経の傷を修復し、腰椎の痛みをやわらげます。

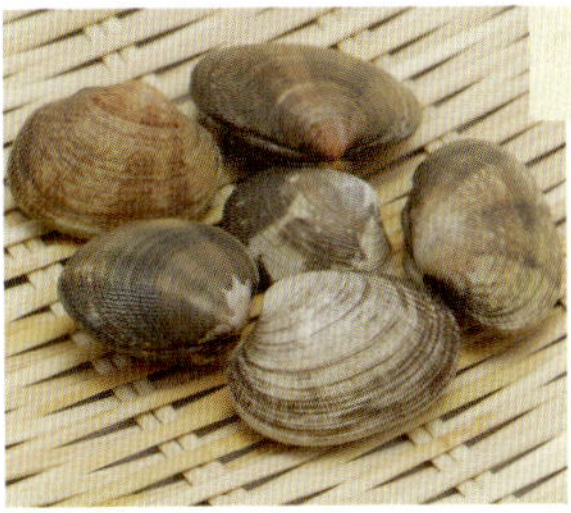

アサリ

ビタミンB_{12}は末梢神経の補修のほか、赤血球の生成に必要な葉酸の働きを助けるので、貧血を改善する働きもあります。

腰痛を改善するその他食材

ゴボウ、レンコン、ジャガイモ、牡蠣《カキ》、ホタテ、イクラ、鮭、レバー

厄介で気になる

頭痛・偏頭痛を緩和

基本12食材

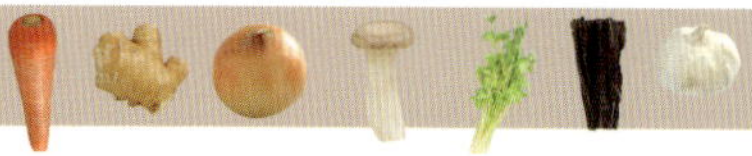

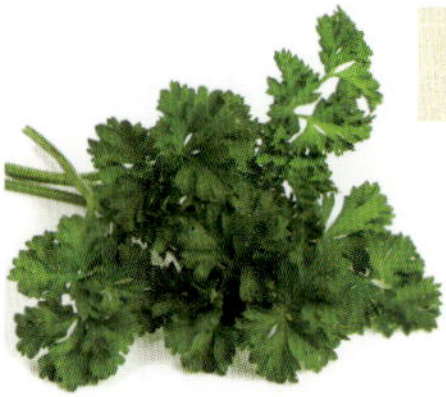

パセリ

料理の付け合わせにパセリを。肝臓をととのえるセリ科の野菜を普段の食事に合わせて摂取するようにしましょう。

ネギ

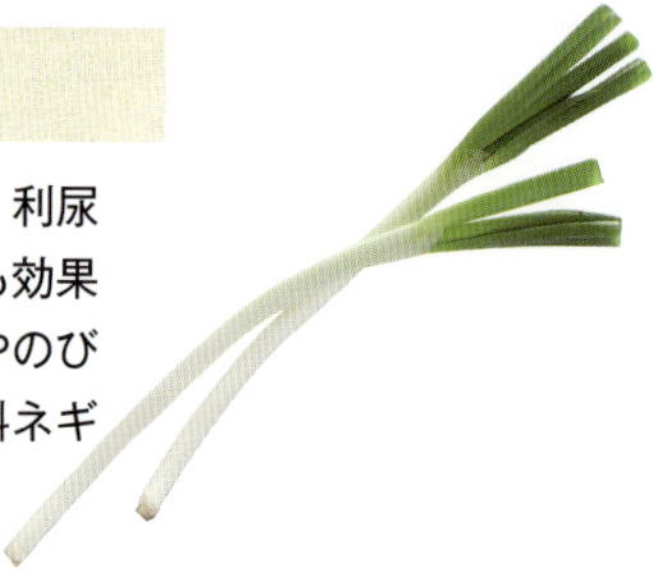

アリウム属野菜の発汗・利尿作用は、頭痛の改善にも効果的です。島ラッキョウやのびるもアリウム属（ユリ科ネギ属）野菜です。

シナモン

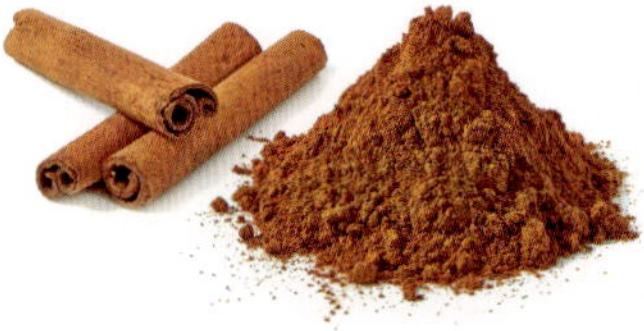

漢方薬では冷え性の薬として用いられています。鎮痛・鎮静作用のほか、腎機能も高めるので、体内の余分な水分の排泄にも役立ちます。

頭痛の裏には、重大な病気が隠れている場合があるので素人判断は危険ですが、明らかな病気がない場合は冷えと水分が原因。冷えに効く食材は肩こりと同じ、温め食材と血管拡張食材ですが、**血管拡張作用に鎮痛作用もあるシナモンは、頭痛にうってつけの食材**でしょう。一方、体外に水分を排出するには、小豆やキュウリなど利尿効果の高い食材を。ただ、キュウリは陰性食材なので、漬物にしたり加熱してから食べましょう。

それらに加え、肝臓をととのえるセロリ、ニンジン、セリ、パセリなどセリ科の野菜、ゴボウ、山芋など腎機能をととのえる根菜類もあわせて摂取しましょう。

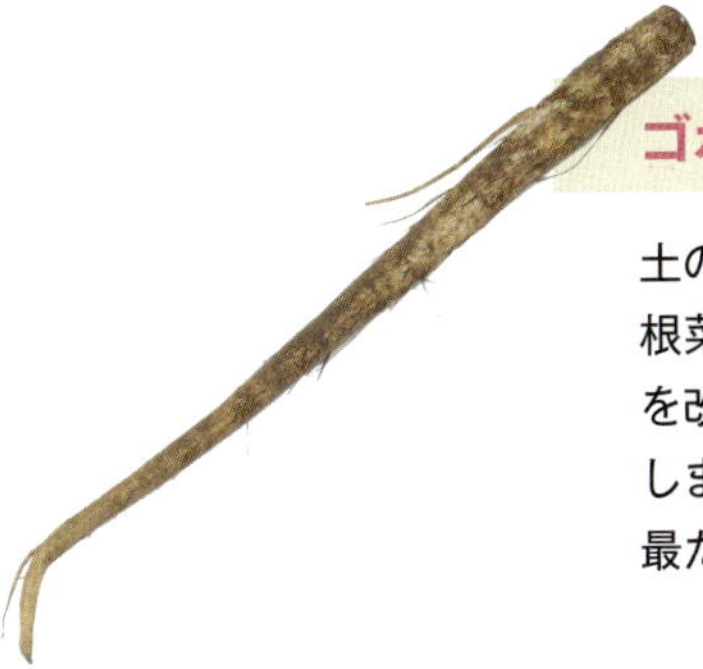

ゴボウ

土の中にまっすぐ生えていく根菜は腎虚（腎機能の衰え）を改善し、腎臓の働きをよくします。ゴボウや山芋などは最たる例です。

頭痛・偏頭痛を改善するその他食材

七味とうがらし、葛、味噌、しょうゆ、ニラ、ラッキョウ、小豆、キュウリ、山芋夏でも重ね着が必要…

冷え性を解消

基本12食材

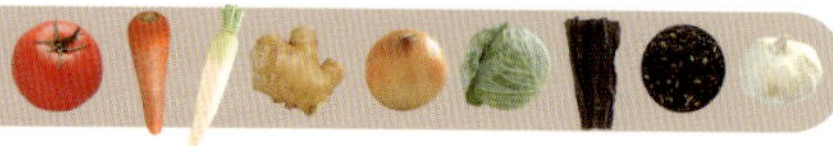

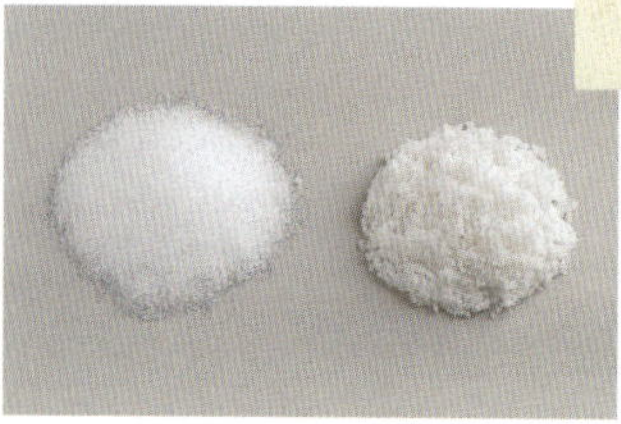

塩

塩ならなんでもいいわけではなく、自然塩や天然塩でなければ体を冷やしてしまいます。自然の塩はミネラルも豊富で体にいいのです。

ゴボウ

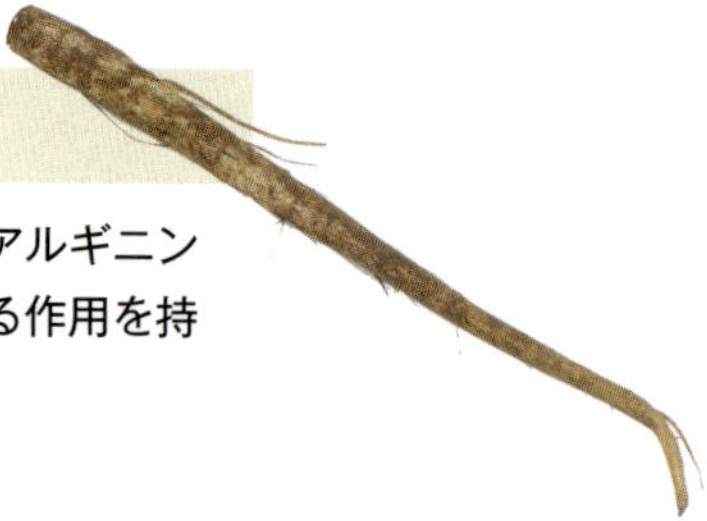

ゴボウに含まれるアルギニンは体内を活性化する作用を持つ成分です。

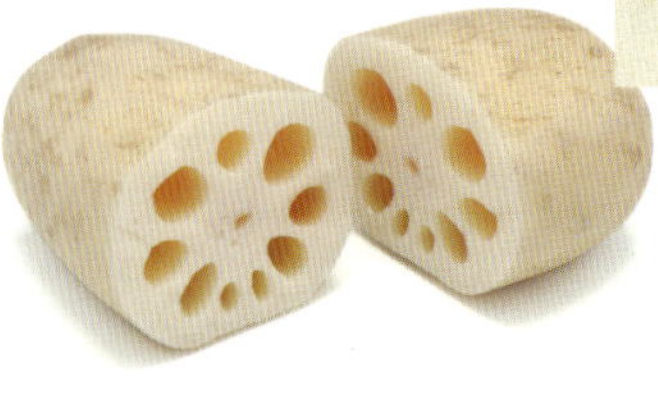

レンコン

ホルモンを分泌する副腎に働きかけ、冷えで乱れたホルモンバランスをただします。

冷え性の改善はすなわち免疫力の向上に直結します。食事の西洋化や運動不足、日常的な空調やシャワー浴など、冷えの原因はいろいろありますが、西洋医学には冷え性という概念すらなく、漢方医学独特の考え方なのです。

冷えを解消するには、**色の濃い陽性食品**を第一に、**温め効果のあるショウガ**や**血管拡張および強心作用のあるニラ、ニンニク、タマネギ、ネギなどのアリウム属野菜、造血作用のある鉄分、銅、ビタミンB_{12}を含む食材**を積極的に食べましょう。また、副腎機能をアップする根菜類、アルギニンを含むゴボウ、キュウリなども一緒に食べておきたい食材です。

レバー

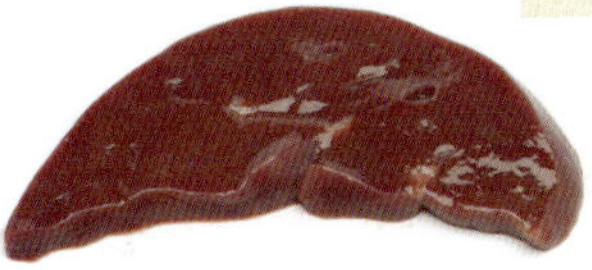

牛豚鶏のレバーは赤血球の素になる鉄分や鉄分の働きを助ける銅、赤血球を作り出すビタミンB_{12}が豊富で、造血作用にすぐれた食材です。

冷え性を解消するその他食材

味噌、しょうゆ、カボチャ、ほうれんそう、葛、じねんじょ、そば、里芋、山芋、ウニ、梅干し、ニラ、わけぎ、ラッキョウ、ネギ、イカ、エビ、タコ、牡蠣《カキ》、紅茶、小豆、キュウリ

だるい・重い・つらい

倦怠《けんたい》感・慢性疲労を緩和

基本12食材

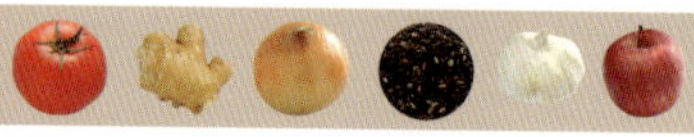

イチゴ

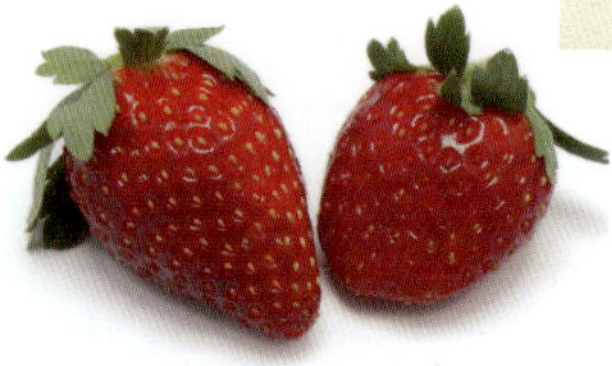

果物の中ではもっともビタミンＣが含まれています。ビタミンＣは免疫力を高め種々の病気を防いでくれます。

卵

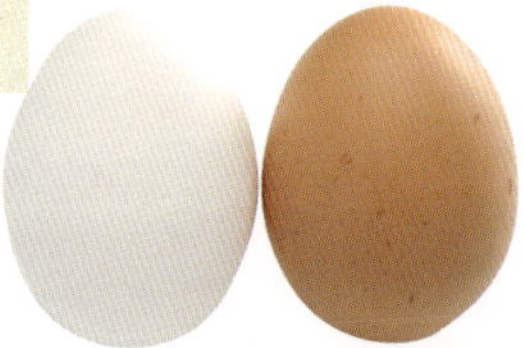

卵は良質なタンパク源で、古くから滋養強壮食品として珍重されてきました。

納豆

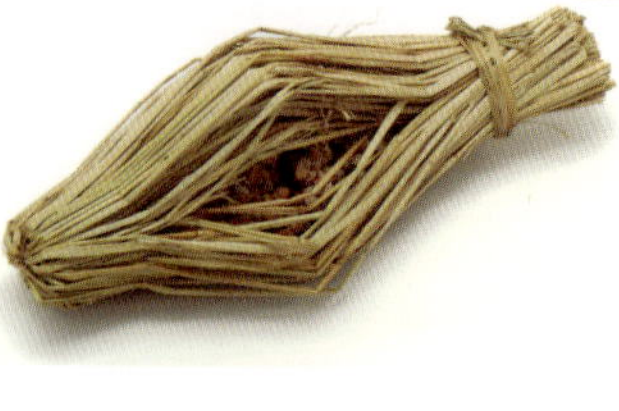

強壮作用のあるアルギニンを含む食材です。また肝機能のアップや整腸作用など、さまざまに疲労回復を助ける食材でもあります。

薬局の店頭で栄養ドリンクをあおっているサラリーマンをよく見かけますが、慢性的な疲れやだるさは、乳酸やピルビン酸など疲労物質が原因。それらを体外に排出し、人体を構成するすべての細胞にまんべんなく酸素と栄養を送ってあげれば、疲労は回復します。

そのためには、**体を温め活力をもたらすショウガ**、そして**血管を拡張して血流を増やすニンニク、タマネギ、ニラ、ネギなどのアリウム属野菜**を。**イチゴのハチミツがけ**は、疲労回復効果の高いビタミンCのほか、ビタミン・ミネラルを多量に含む糖分を同時に摂取でき、おいしく疲労回復できる意外なメニューです。

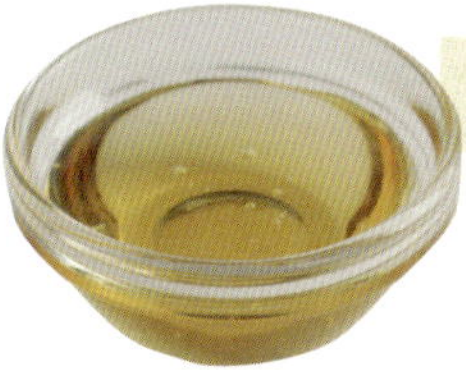

ハチミツ

糖分はエネルギーの源。しかもハチミツや黒糖には、疲労回復に必要なビタミンやミネラルが豊富です。

倦怠感・慢性疲労を改善するその他食材

ニラ、ネギ、黒糖

寝ても疲れが抜けない

不眠を改善

基本12食材

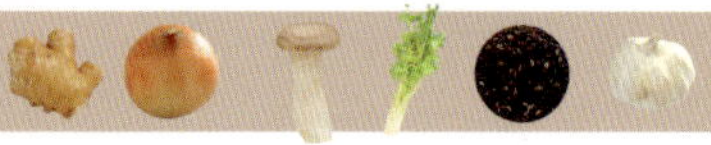

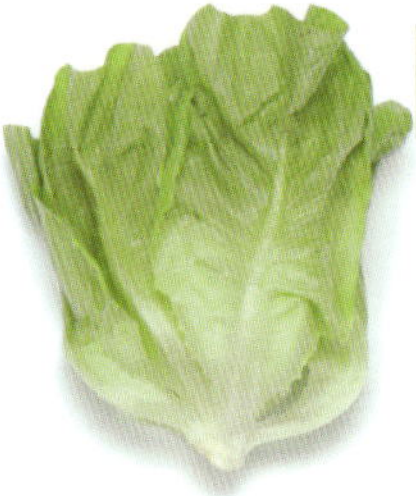

レタス

ラクツコピクリンという鎮静物質が含まれるほか、脳や神経組織の新陳代謝を活性化するマグネシウムも豊富です。

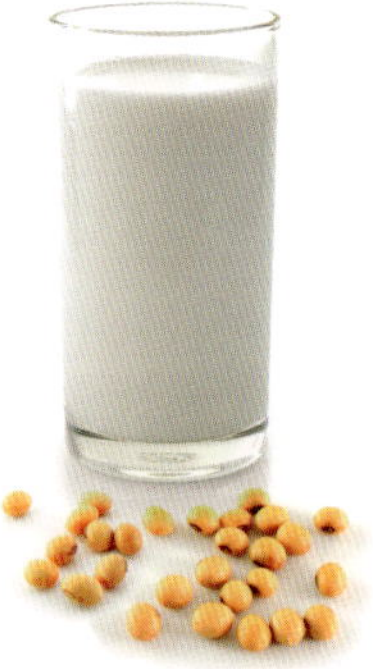

豆乳

トリプトファンから作られるメラトニンは、暗くなると脳から分泌され眠気を催すホルモンです。ホット豆乳は心地よい眠りを約束してくれます。

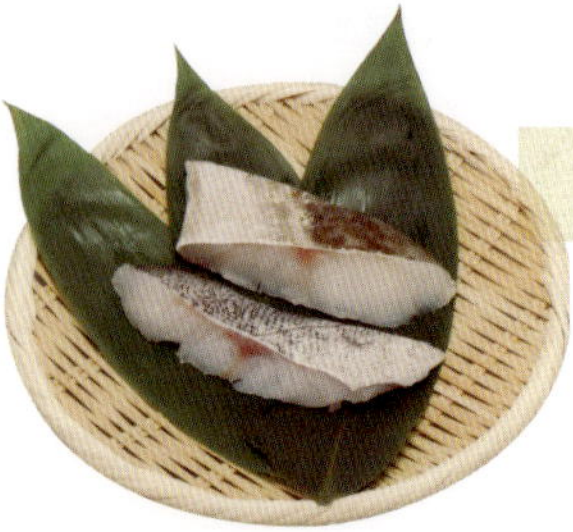

魚介類

魚介類に含まれるナイアシンは、脳や神経を正常にととのえる働きをもっています。

不眠の原因は多岐に渡りますが、心地よく眠りにつくことさえできれば解消されるものです。心地よい眠りを得るには、鎮静物質ラクツコピクリンを含むレタスや、芳香成分が脳に作用するショウガ、タマネギ、神経のたかぶりを鎮めるＧＡＢＡを含むウイスキーや米などを。豆類やしらす干し、ゴマ、チーズなどに含まれる**トリプトファンは催眠作用のあるメラトニンの原料**となり、ゴマやきのこ類、魚介類に含まれるナイアシンは神経の正常化に働きかけます。心地よい眠りは、日中上がった体温が少しずつ下がっていくことで得られます。**冷えを解消し、日中に体を温めておくことが不眠治療にもなります。**

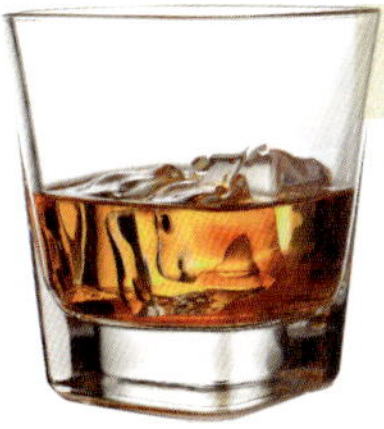

ウイスキー

GABAという成分は、脳内で神経細胞の活動を抑え、興奮を抑える作用を持つ物質です。また少量のアルコールは良質な睡眠薬にもなります。

不眠を改善するその他食材

黒糖、チーズ、牛乳、レバー、タラコ、小豆、味噌、米、しょうゆ、豆類、ニラ、ネギ、青魚、豚肉、ウニ、ナッツ類、しらす干し

朝の貴重な時間を有効活用

寝起きの悪さを改善

基本12食材

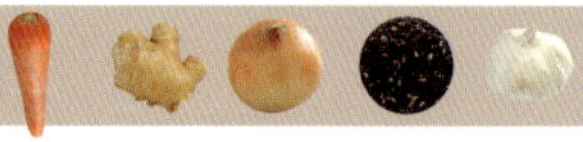

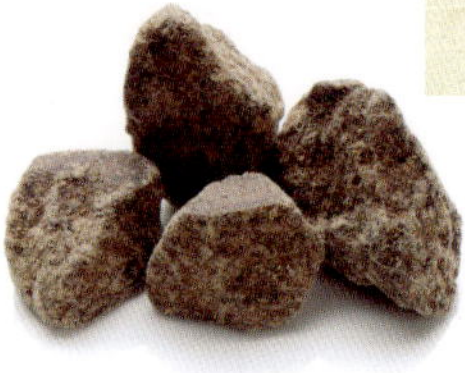

黒糖

黒糖やハチミツは、エネルギー源となる糖質、その糖質を燃焼して体を活性化させるビタミンB_1、B_2の両方を含み、目覚めにぴったりです。

肉類

体を温める陽性食材。牛豚鶏でも羊でも、肉はすべて陽性食材です。しかし食べ過ぎは脂肪過多で血流を妨げるので、逆効果です。

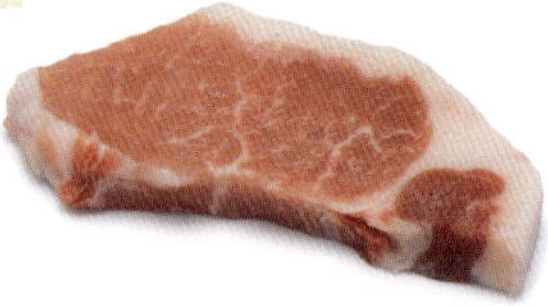

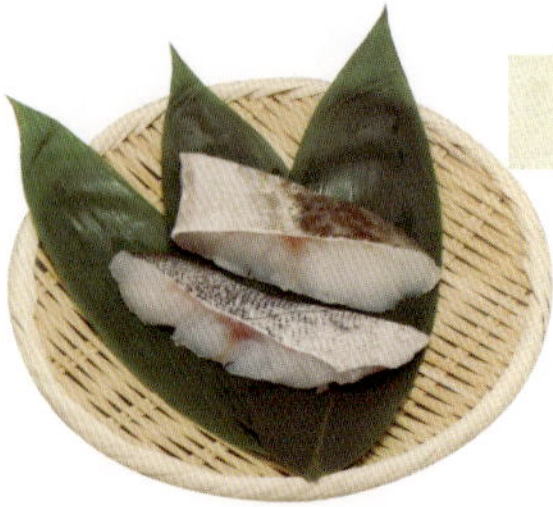

魚介類

陽性食材なので刺身で食べてもいいのですが、特に体の冷えが深刻な人は焼き魚にすることをすすめます。

寝起きの善し悪しで1日のやる気が変わってくるもの。できることならスパッと目覚めたい、と思っている人は、概して体温と血圧が低い人です。つまり、**体を温めて血流をよくしてあげれば、寝起きはグンと改善されます**。

体を温めるには適量の肉、魚などの動物性タンパク、色の濃い野菜、根菜、冬野菜、あるいは保温、代謝アップのショウガなど、陽性食材の摂取を基本に。それに加えてとうがらしの辛み成分カプサイシンや、タマネギ、ニンニク、ニラ、ネギ、ラッキョウなどアリウム属野菜の硫黄臭さの素・アリシンは、血行を促進するので食べ合わせたい食材です。

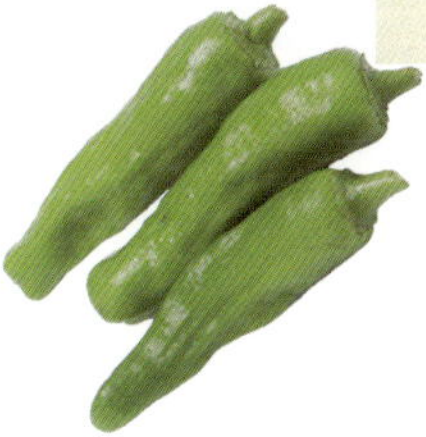

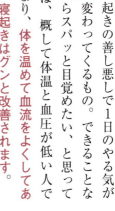

とうがらし

ダイエットにも使われるほどすぐれた代謝アップ効果は、辛み成分のカプサイシンによるもの。血行促進効果でスッキリ目覚められるでしょう。

寝起きの悪さを改善するその他食材

ハチミツ、ニラ、ネギ、ラッキョウ、小松菜、ほうれんそう

不意に襲ってくる

めまいを改善

基本12食材 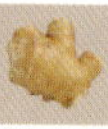 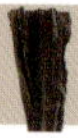

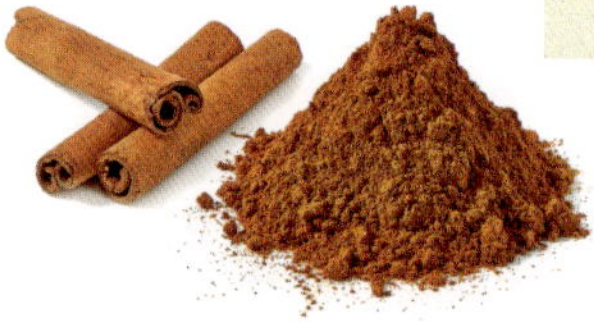

シナモン

脳や内耳の血行をよくして、平衡感覚をととのえ、めまいやふらつきを治す作用があります。

小豆

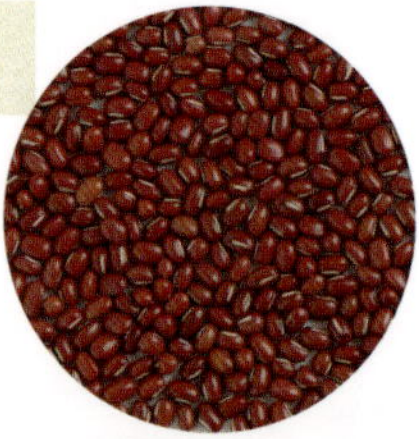

豆類に含まれるサポニンは種類によって効能が異なるものの、生理作用を高める点は共通です。小豆サポニンの特徴は利尿を促す点にあります。

キュウリ

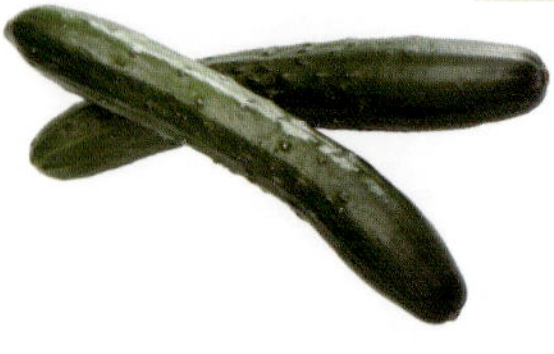

昔から利尿作用のある食材とされてきたキュウリ。陰性食材なので加熱するか漬物にすることで陽性食材になり、体を温め利尿作用が増します。

めまいは漢方でいうところの水毒の症状。水毒とは体内に余分な水分がたまっている状態です。水毒を解消するには、利尿作用を促すことが肝要です。利尿作用を促進する成分には、小豆に含まれるサポニン、酢や梅干しに含まれるクエン酸があります。また、腎機能を上げて排泄作用を高めるカリウムも効果的。昆布やわかめ、大豆、インゲン豆にはカリウムが豊富に含まれています。

ショウガの利尿作用をさらに高めた**ショウガ紅茶**（作り方はＰ１４２を参照）に、脳の血行をよくするシナモンを加えた**シナモンショウガ紅茶は、めまいや耳鳴りに効果てきめん**のメニューです。

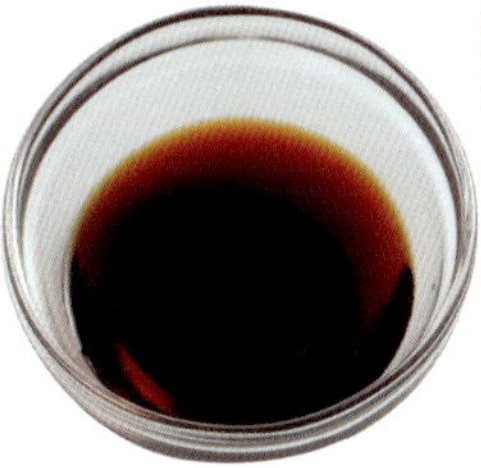

黒酢

体内にクエン酸が増えると利尿作用がアップします。クエン酸はかんきつ類やイチゴ、桃、スイカなどにも含まれます。

めまいを改善するその他食材

梨、梅干し、桃、キウイ、カボチャ、大豆、ぶどう、インゲン、すもも、紅茶

日常的に悩まされる

貧血を改善

基本12食材 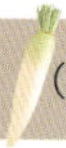（葉）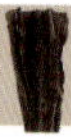 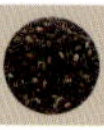

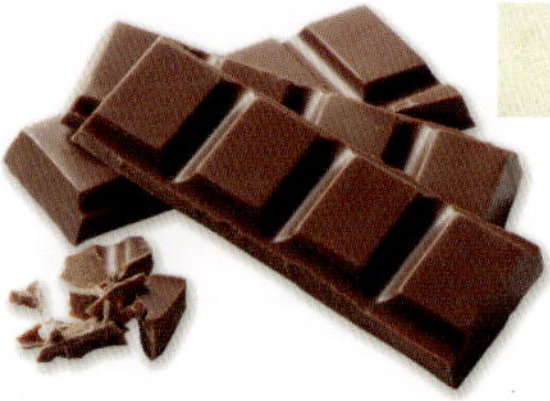

チョコレート

鉄、銅、ビタミンB_{12}などの血液を作るために不可欠な成分が含まれています。

牡蠣《カキ》

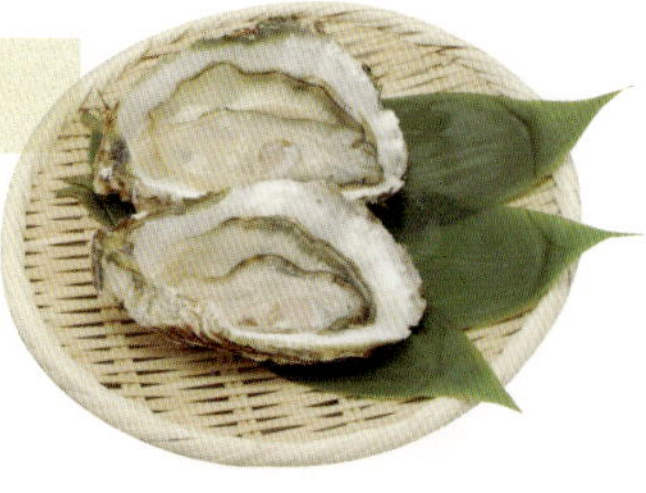

魚介類の中でもビタミンB_{12}が豊富な食材で、造血に必要な銅や血液をきれいにするタウリンも含まれています。

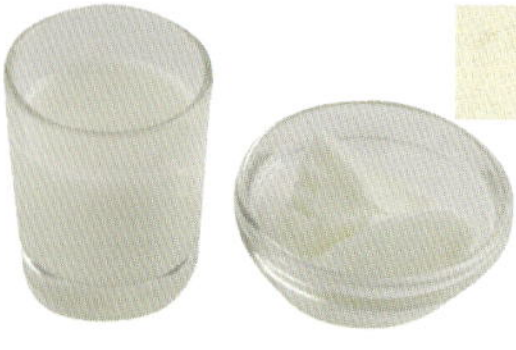

ヨーグルト

ビフィズス菌は腸内の善玉菌の一種。ビタミンB群、Kを合成し貧血を改善します。

貧血には鉄分補給が欠かせないことは、すでに周知の事実です。チョコレート、ひじき、ゴマ、プルーン、黒糖、レバー、小豆、黒豆、ほうれんそうなど、色の濃い食材は鉄分が豊富です。

ただ、鉄分だけでは造血できないので、**鉄分からヘモグロビンを作る時に必要な銅**（レバー、エビ、カニ、ココア、イクラ）や、**赤血球中の核酸の合成に必要な葉酸**（イクラ、ニラ、ダイコン葉、ほうれんそう）と、**葉酸の働きを助けるビタミンB_6、B_{12}**（魚介類、レバー）**も同時に摂取するように**。なお、ビタミン不足に起因する貧血を解消するには、ヨーグルトに含まれるビフィズス菌が必要不可欠です。

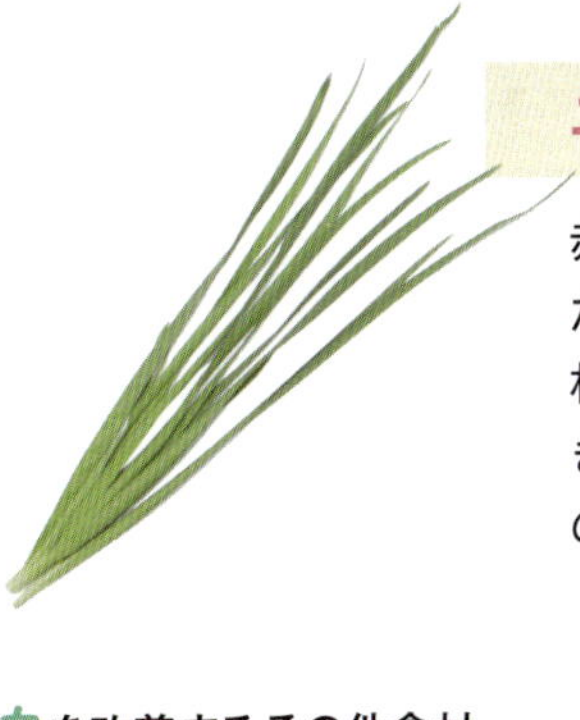

ニラ

赤血球のヘモグロビンを作るために必要な葉酸を含む食材。葉酸は喫煙などにより働きが低下するので、特に女性の喫煙者はご注意を。

貧血を改善するその他食材

小松菜、ほうれんそう、プルーン、黒糖、レバー、小豆、黒豆、牛肉、魚介類、卵、イクラ、ココア

食欲さえわかなくなる

胃もたれを解消

基本12食材

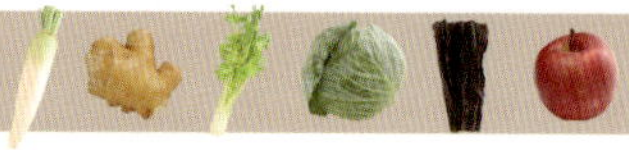

カブ

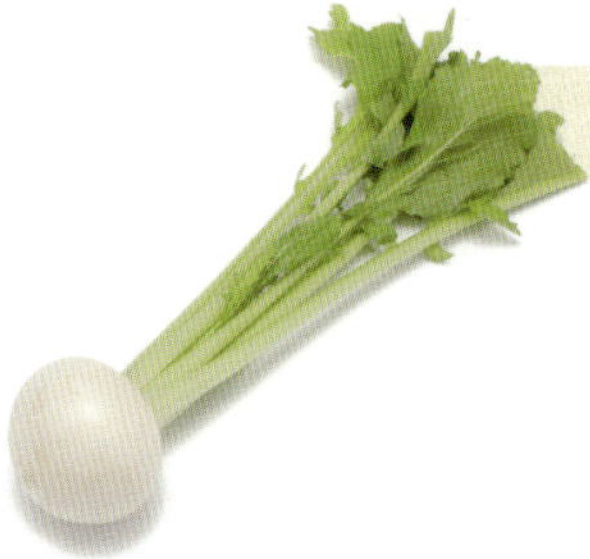

カブやダイコン、山芋に含まれるジアスターゼ（別名アミラーゼ）は、市販の胃腸薬にも用いられる消化酵素の一種です。

レタス

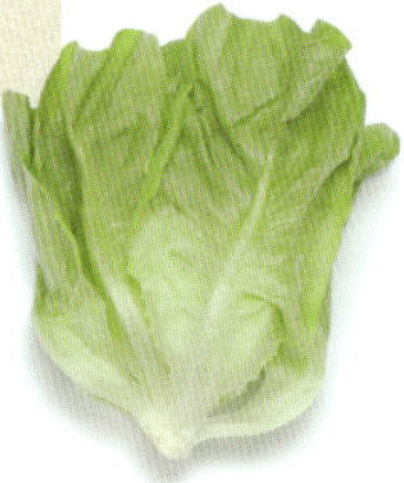

ビタミンＵには、胃酸の分泌を抑え胃の粘膜の代謝を上げて、胃壁を正常にする作用があります。

山椒

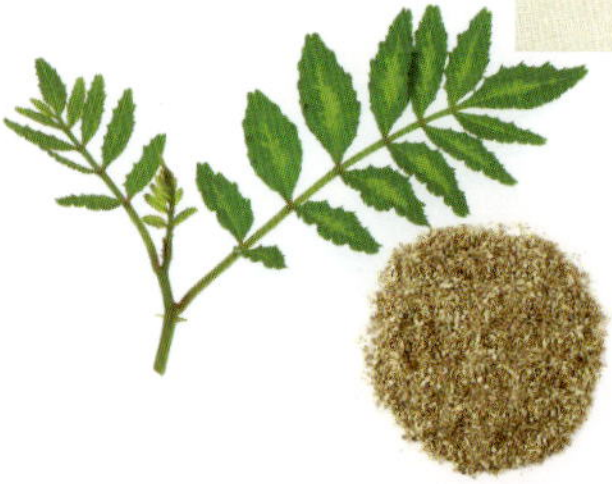

うなぎのかば焼きに粉山椒は欠かせませんが、これはもたれやすいうなぎの消化を助ける作用を山椒が持っているからです。

胃もたれは機能性胃腸症のひとつで、ストレスや暴飲暴食、生活リズムの乱れなどに起因する立派な病気です。消化機能が低下して食欲が減退したり、消化不良によるゲップや膨満感《ぼうまんかん》は嫌なものです。そんなときの**救世主は、ダイコン、カブ、山芋**。これら食材に含まれるジアスターゼは、消化酵素として働き消化不良を改善します。ただ、熱に弱い成分なので、加熱する際は短時間で。リンゴのリンゴ酸も有効です。胃病にはキャベツ、アオノリ、セロリ、レタス、卵などに含まれるビタミンＵも効果的。特に**アオノリには、キャベツの約１０００倍ものビタミンＵが含まれる**とされています。

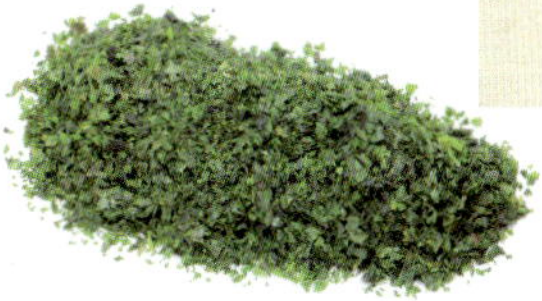

アオノリ

胃腸障害に有効なビタミンUを豊富に内包しているといわれています。胃潰瘍や十二指腸潰瘍にも効果があるといわれています。

胃もたれを解消するその他食材

牛乳、アスパラガス、パセリ、山芋

キリキリ、シクシク…

胃痛を緩和

基本12食材

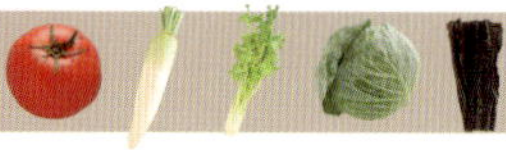

納豆

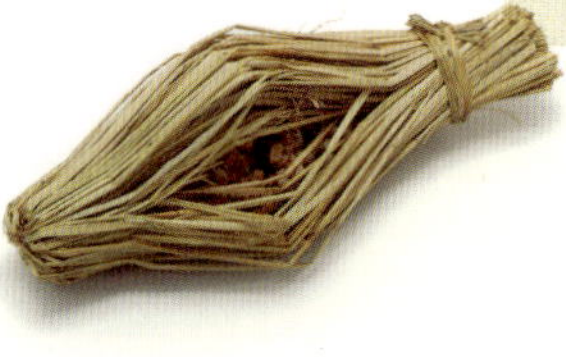

リパーゼ、カタラーゼなどさまざまな消化酵素を含み、ムチンが胃壁を保護します。

ジャガイモ

ジャガイモの黒焼きは胃潰瘍に効くくらいなので、胃痛にも効果があります。

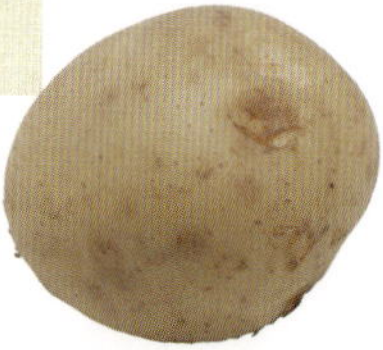

山芋

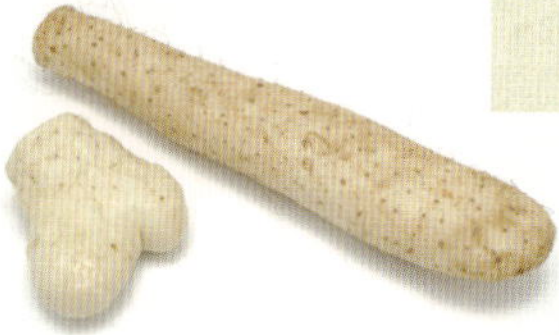

ジアスターゼはデンプンを糖に分解する酵素です。膵臓や唾液腺など体内でも作られています。

暴飲暴食やコーヒー、喫煙などにより胃酸の分泌が増え、胃の粘膜がただれたり胃壁の末梢神経が刺激される際の痛みが胃痛の原因。ストレス性の胃痛も、粘液の分泌が低下し粘膜が胃酸で刺激されるために起こります。よって胃粘膜を強くすることが最善です。胃痛を感じたら、まずは**キャベツ、アオノリ、セロリ、レタスなどを食べて、胃腸の粘膜の代謝を活性化し粘膜の修復を促すビタミンUの摂取を**。消化酵素ジアスターゼを含むダイコン、山芋なども胃痛を改善します。山芋に含まれるムチンは、胃壁を保護する粘膜の成分でもあります。ムチンは納豆、オクラ、里芋、レンコンなどにも含まれます。

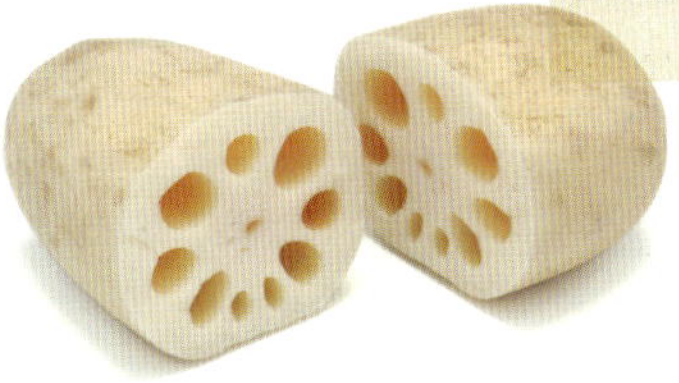

レンコン

胃腸の粘膜を強化するムチンを含む。意外なところでは、ビタミンＣの含有量はレモンに匹敵します。

胃痛を緩和するその他食材

レタス、牛乳、アスパラガス、パセリ、オクラ、里芋おちおち外出もできない…

下痢を治す

基本12食材

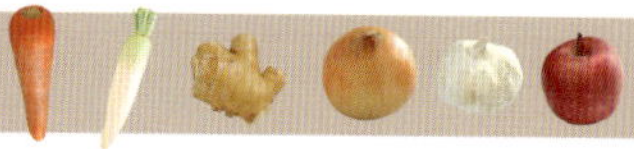

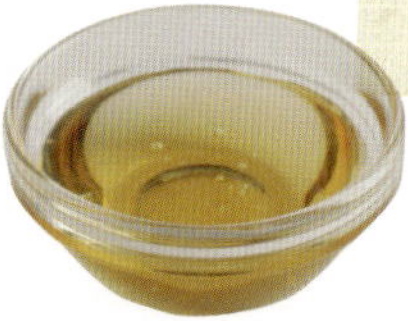

ハチミツ

オリゴ糖の整腸作用は下痢に効果的。体温め効果の高い紅茶にまぜて飲めば、下痢もすっきり治まります。

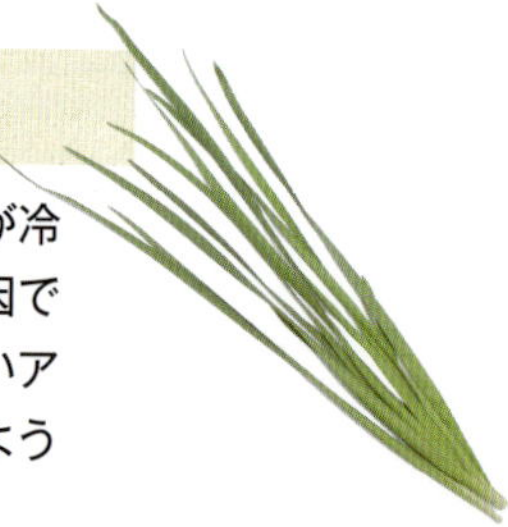

ニラ

下痢をするとおへその下が冷たくなるのは、冷えが原因です。体を温める効果の高いアリウム属野菜を摂取するようにしましょう。

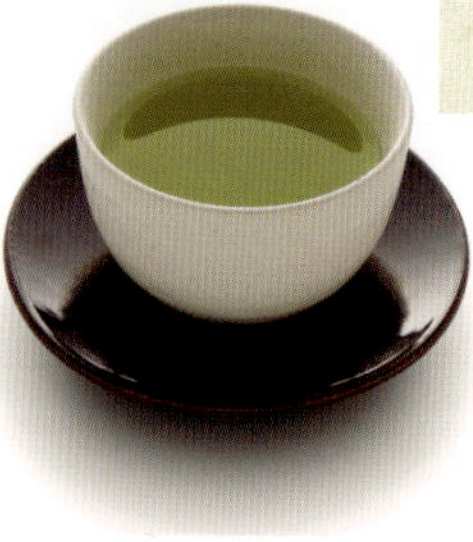

緑茶

緑茶は陰性食材です。タンニンの下痢止め作用を活かすには冷たいお茶ではダメ。いれたての温かいお茶を飲みましょう。

東北地方の民間療法には、下痢をすると味噌汁に納豆を入れて食べるという療法があります。これはとても理にかなった方法で、味噌汁の温め効果に納豆の整腸作用を合わせた、下痢の妙薬ともいえるレシピなのです。下痢は種々の病気（とくに消化器系）の症状でもあり、軽視するのは危険ですが、とくに病気もなく日常生活でお腹を下す場合は水分を摂りすぎたり、体の冷えが原因で起こります。これは、**余分な水分を排出して水毒を解消しようとする、体の自衛作用**です。

下痢を治すには整腸作用のあるオリゴ糖やペクチン、下痢止め作用のあるタンニンを含む食材や、体を温める食材が有効です。

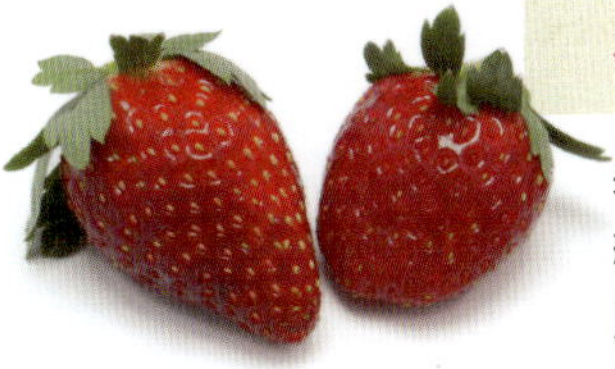

イチゴ

果物に豊富に含まれる食物繊維の一種、ペクチン。整腸作用がありますが、熱に弱いので生のまま摂取するようにしましょう。

下痢を治すその他食材

赤ワイン、ネギ、肉類、魚介類、梅干し、紅茶、納豆

気分まで落ち込む

便秘を解消

基本12食材

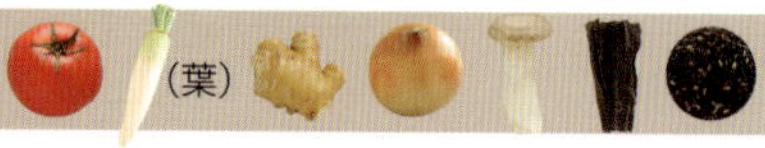

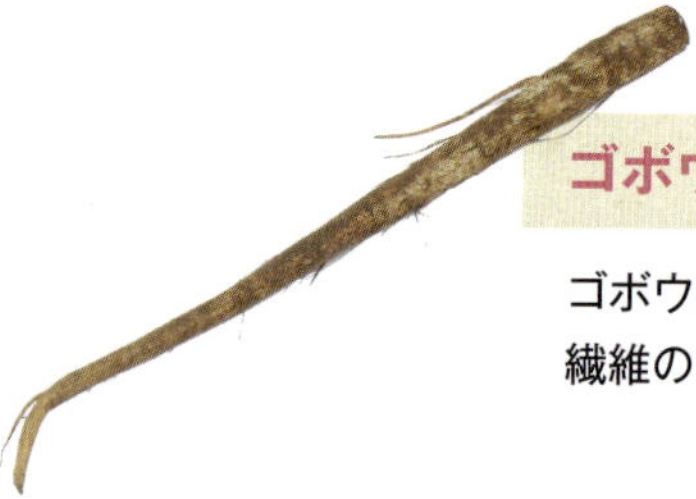

ゴボウ

ゴボウのほとんどの成分は食物繊維のイヌリンが占めます。

いちじく

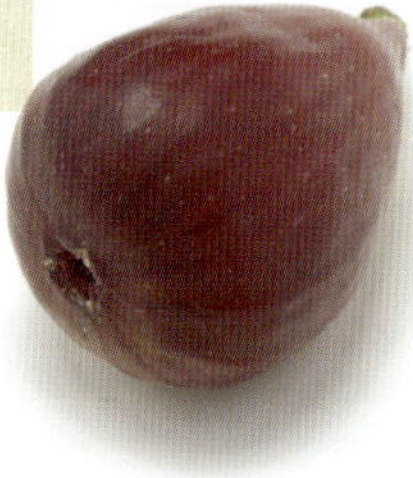

ペクチンやセルロースなど多量に含まれた食物繊維が、すっきり便秘を解消します。

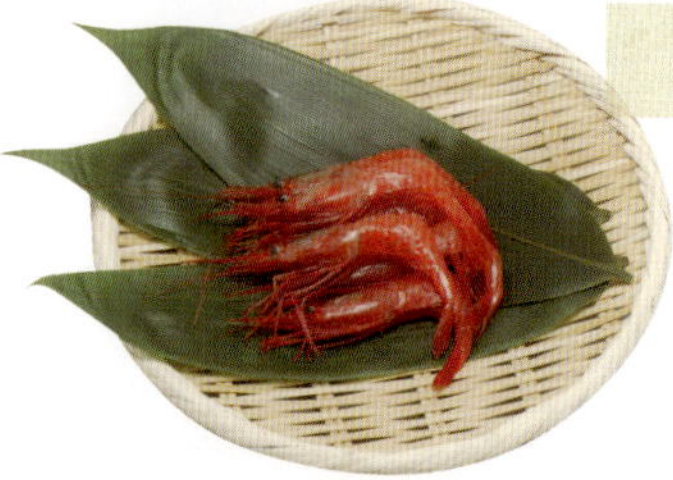

エビ

キチン・キトサンはキチンとキトサンという２つの多糖類からなる物質で、食物繊維と同じく腸内をきれいにする作用があります。

便秘を解消する食材というと、いの一番にさつまいもが挙げられますが、たしかに豊富な食物繊維が腸を刺激して便通を促すとともに、便を軟らかくする成分も含まれています。ゴボウやコンニャクも食物繊維を含み、便通を正常にしてくれる食べ物です。ハチミツやタマネギに含まれるオリゴ糖、きのこ類に含まれるグルカン、カニやエビの殻に含まれるキチン・キトサンもまた、食物繊維の一種です。その他、カリウムは腸筋に作用し、便秘改善効果が望めます。便秘解消に水を多量に飲む人がいますが、陰性体質の人は冷えを解消し食物繊維も多く含まれる、これら食材を食べることをおすすめします。

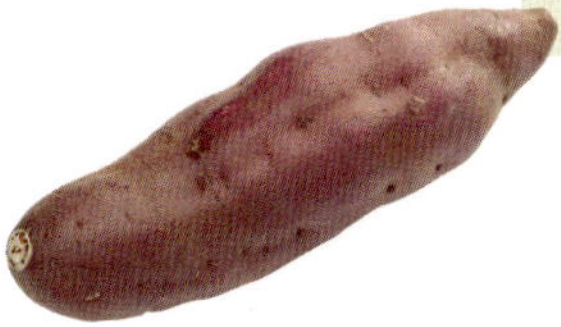

さつまいも

いちじくと同じくペクチン、セルロースといった食物繊維が豊富なうえ、さつまいも固有のヤラピンという成分に便を軟らかくする効果があります。

便秘を解消するその他食材

イカ、コンニャク、ニラ、レンコン、葛、味噌、しょうゆ、カボチャ、冬瓜《トウガン》、落花生、ゆず、桃、ジャガイモ、ほうれんそう、シソ、おから、カニ指先や脚の違和感をどうにかして!

むくみをとる

基本12食材

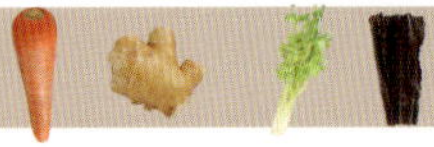

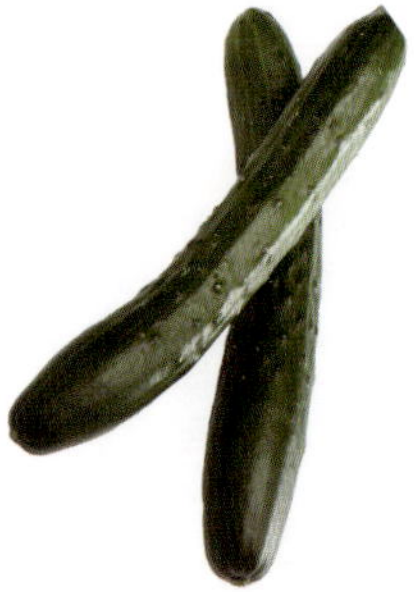

キュウリ

カリウムやイソクエルシトリンなど利尿作用が強力な成分が含まれ、昔からむくみとりに使われてきました。陰性食材なので冷え体質の人は加熱するか漬物で。

小豆

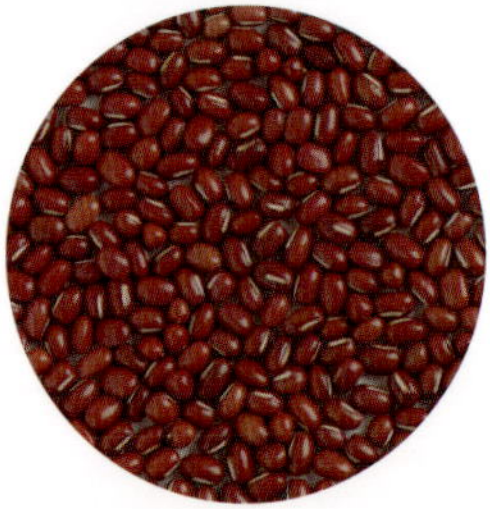

小豆に含まれるサポニンが利尿を高め、むくみを解消します。梅干し入りの小豆がゆは、むくみとりのためのメニューです。

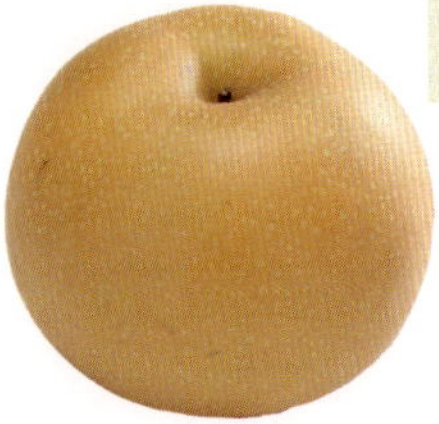

梨

梨には咳や痰《たん》を除く効果とともに、カリウムが豊富なので高い利尿作用があります。陰性食材なので食べ過ぎは禁物です。

体外に排出しきれない水分が、細胞と細胞の間にたまった状態がむくみです。むくみは水毒の状態なので、これを解消するためには体を温め、発汗・利尿作用を高めることです。**むくみとりの最適食材はショウガ**です。ショウガには高い保温効果と発汗・利尿作用が認められます。利尿効果の高い食材といえば、漢方で利尿剤に使われる梨も忘れてはいけません。また、キュウリの利尿作用も特筆ものので、民間療法に用いられるほどです。そのほか利尿成分には、カリウム、クエン酸、小豆に含まれるサポニンなどもあります。

　ただ、**キュウリやわかめの酢の物は利尿作用が高い半面、体を冷やすので要注意。**

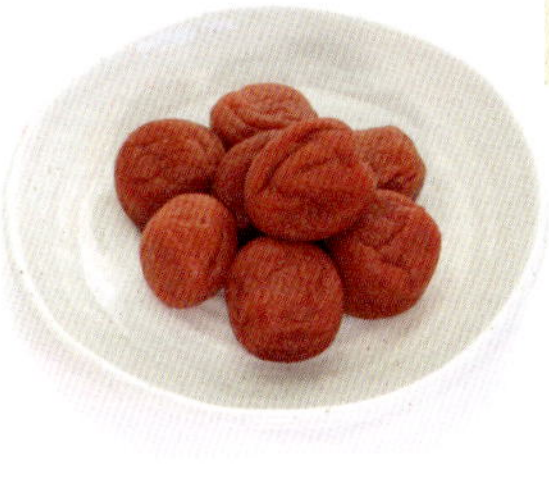

梅干し

クエン酸には利尿作用のほか殺菌作用もあります。梅干しはクエン酸をはじめ殺菌作用を持つ有機酸が多いので、弁当のおかずに使われるのです。

むくみをとるその他食材

シソ、山芋、ゆず、スイカ、バナナ、ぶどう、カボチャ、ジャガイモ、酢、洋梨、みかん、レモン

今日から相手の顔色を気にしない

加齢臭を抑える

基本12食材

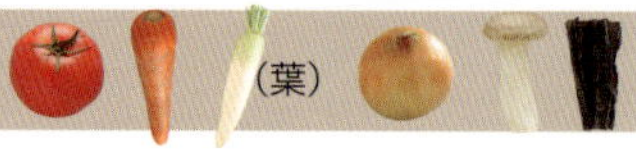

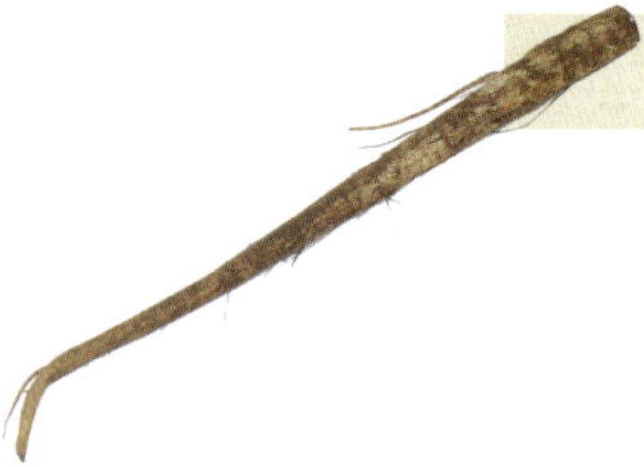

ゴボウ

栄養素としては大したものが含まれていないゴボウですが、食物繊維が豊富で腸の働きをととのえるものとしては最高の食材です。

カニ

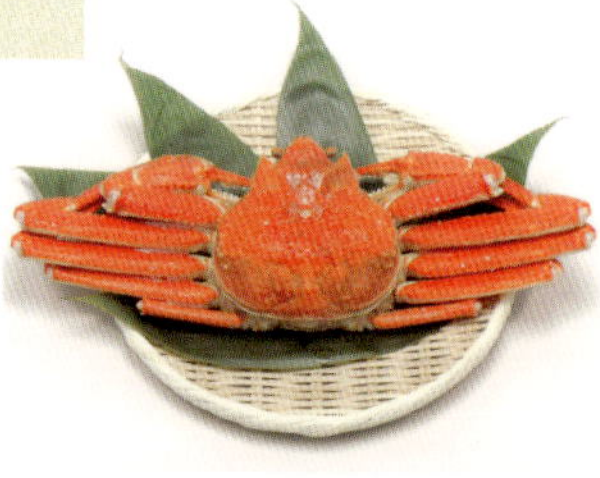

食物繊維のキチン・キトサンは殻の部分に含まれています。沢ガニのから揚げなど、殻ごと食べられるメニューで加齢臭をやっつけましょう。

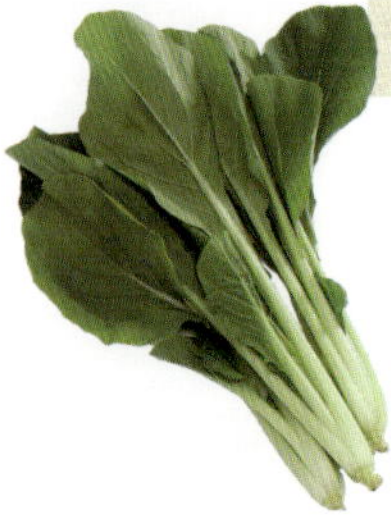

小松菜

ハムやソーセージと一緒に食べると、発ガン物質を生成するおそれがある成分が含まれるので、食べ方には気をつけましょう。

加齢臭の素は、**腸内に滞留した食べ物のカス。これが腐敗し、発生したガスが血液に取り込まれた結果全身に運ばれ、体中から臭いがしみだしている**のです。加齢臭を抑えるためには、整腸作用のある食材を積極的に食べ、腸内環境をととのえることです。それには、便秘と同様にイヌリンやグルカン、オリゴ糖、キチン・キトサンなど食物繊維を含む食材は欠かせません。きのこ類、海藻類、エビ、イカ、タマネギなどを食べましょう。味噌、しょうゆ、漬物に含まれる乳酸菌も有効です。また、消臭殺菌作用のあるクロロフィルも効果的。ほうれんそう、小松菜、ニラ、シソ、わかめなどに含まれている成分です。

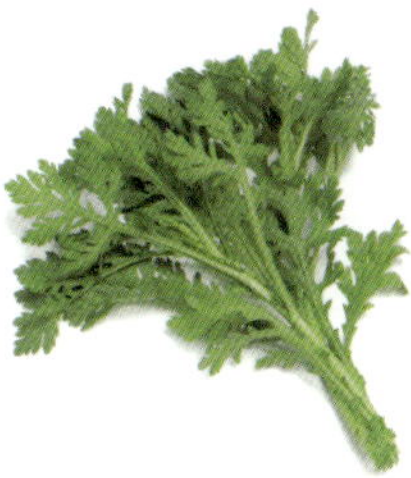

春菊

クロロフィルの効能は小腸にたまった有害物質を排泄し、血中の臭い成分を分解消臭します。

加齢臭を抑えるその他食材

梅干し、ししとう、カボチャ、ブロッコリー、チンゲン菜、ニラ、ナッツ類、玄米、緑茶、大豆、エビ、イカ、さつまいも、味噌、しょうゆ

1日中後悔がつきまとう

飲み過ぎ・二日酔いをやわらげる

基本12食材

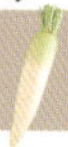

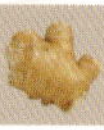

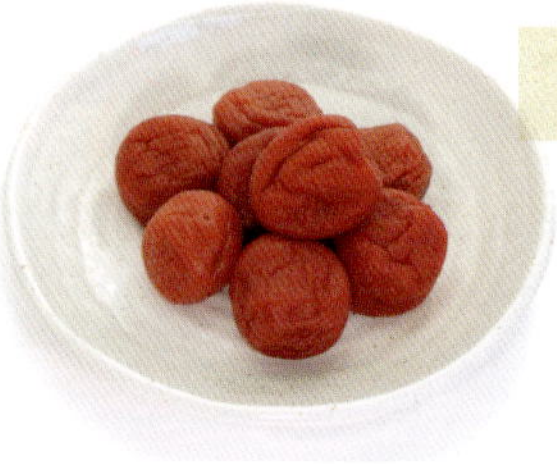

梅干し

クエン酸などの有機酸の利尿作用が効果的。梅干しとしょうゆ、ショウガで作る梅醤番茶は、熱が出たときにもおすすめです。

キュウリ

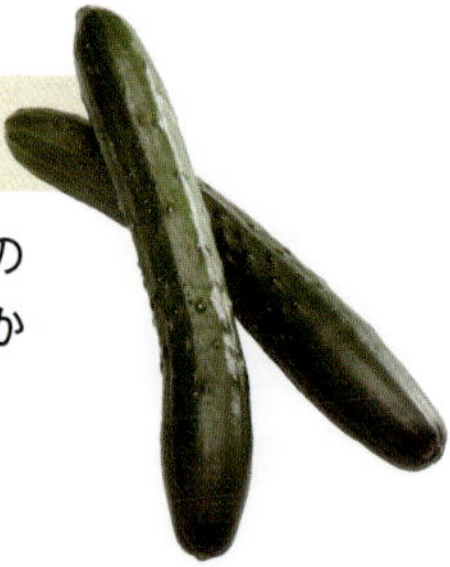

キュウリの利尿作用で水分の排出を活発にし、二日酔いからの回復を早めましょう。

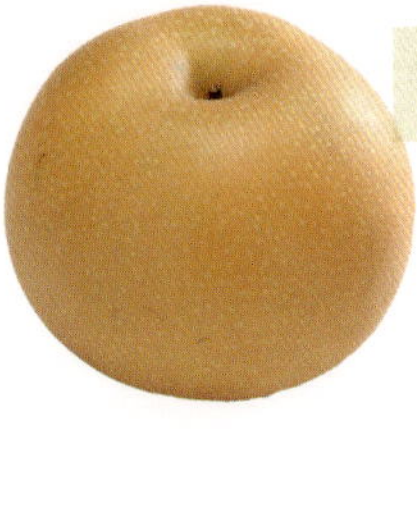

梨

梨は水分が多く口当たりもいいので、二日酔いの朝に食すにはぴったりです。利尿作用が高く二日酔いも解消します。

アルコールの8～9割は水分です。飲み過ぎによる吐き気や二日酔いは、水分の摂りすぎで胃腸にたまってしまった水分を、嘔吐《おうと》や下痢で排出しようとする結果、現れる症状なのです。これらを解消するには、やはり体を温め発汗・利尿作用を活発にして、水分を出してしまうことです。

梅干し1粒をつぶして大さじ1杯のしょうゆと錬《ね》り、ショウガ汁と番茶を加えた梅《うめ》醤番茶《しょうばんちゃ》は、すべての材料が体を温める食材で、発汗・利尿にも効果が高いのです。しかも、ショウガには吐き気を抑える作用もあり、二日酔いの朝に飲めば回復も早まるでしょう。

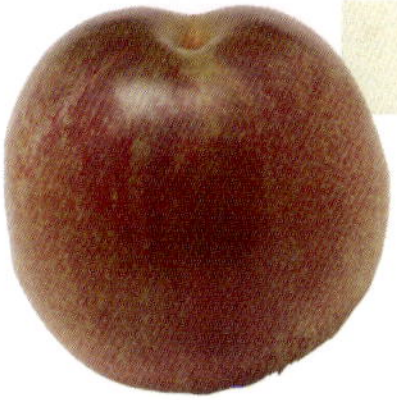

すもも

利尿作用のカリウム、クエン酸を含み血行促進作用も持つ食材。夏しか出回りませんが、疲労回復物質も多いので夏バテ予防にも。

飲み過ぎ・二日酔いをやわらげるその他食材

シジミ、桃、シソ、レモン、枝豆、そら豆

女性なら誰もが経験する

更年期障害を改善

基本12食材

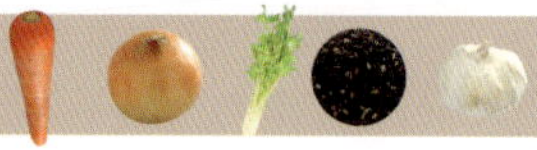

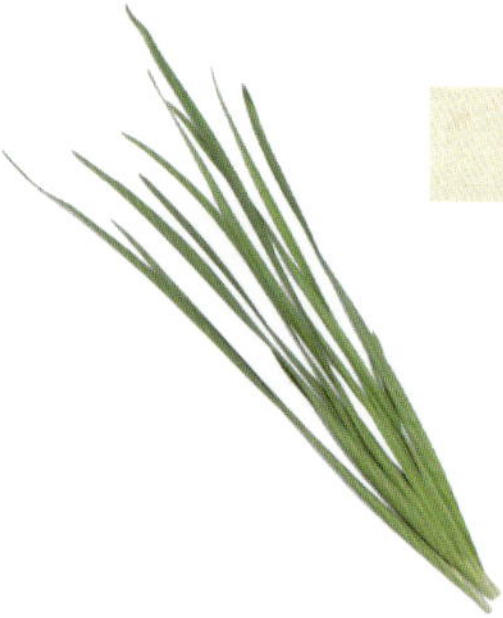

ニラ

陽性食材で、血液のめぐりをよくし体を温める食材です。陰性体質の人が多い女性は、匂いを気にせずもっとニラを食べるべきです。

プルーン

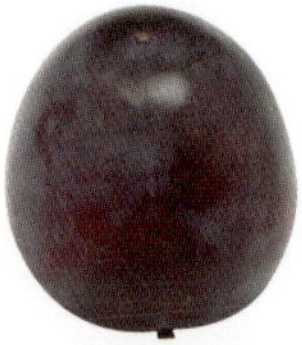

干しプルーンは「ミラクルフルーツ」と呼ばれるほど栄養豊富です。浄血作用があり、貧血予防にも効果があります。

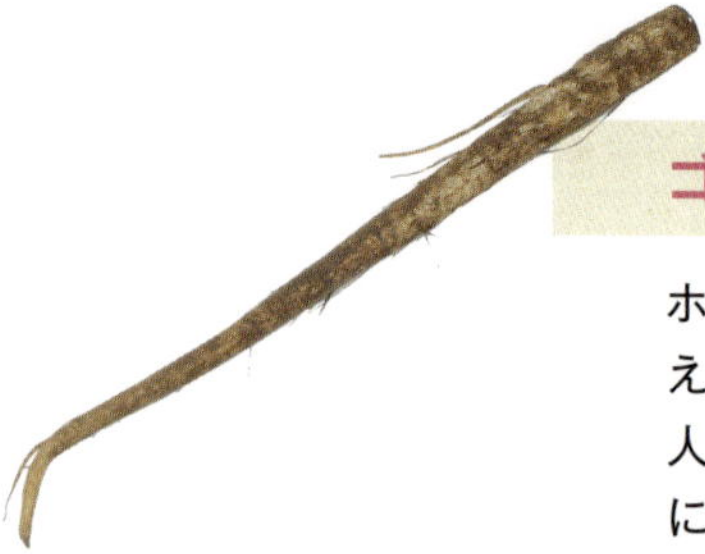

ゴボウ

ホルモンバランスをととのえ血流を改善するので、婦人病全般の予防・症状緩和に効果的です。

女性は卵巣や子宮のある下腹が冷たい人が多いですが、更年期の女性は特にその傾向が強くなります。つまり、更年期を迎えた女性の多くは、下半身の血行不良を患《わずら》っているのです。更年期障害は卵巣の機能不全ですから、卵巣への血行が悪くなると症状も悪化します。

更年期障害の改善には、血液をきれいにし血流を改善する食材と、ホルモンバランスをととのえる食材が必要不可欠。その両方を兼ね備えている**セロリやゴボウは、更年期障害のための食材**といって過言ではありません。βカロテンやアリシンが血行を促進するニンジンやアリウム属野菜（タマネギ、ニンニク、ニラなど）も一緒に。

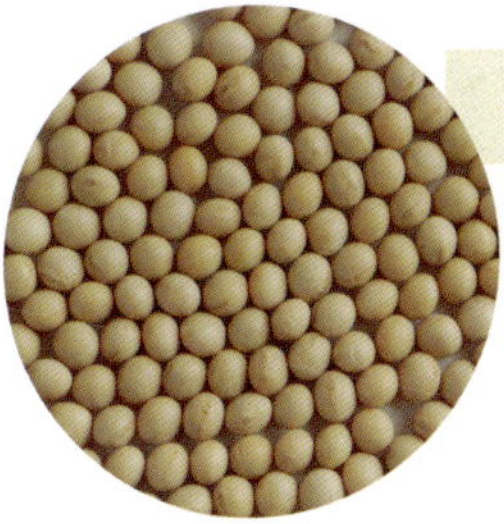

大豆

味噌や納豆、豆腐にも含まれる大豆イソフラボンは、不足した女性ホルモンを補う作用があります。

更年期障害を改善するその他食材

レンコン、もやし、ネギ、カボチャ、味噌、ラッキョウ、かいわれダイコン、オクラ、春菊、パセリ、ブロッコリー女性の大敵!

生理痛を緩和

基本12食材

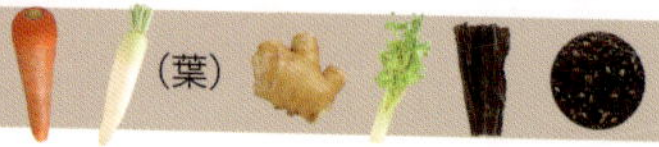

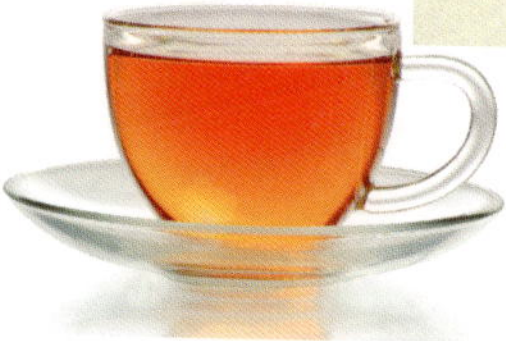

紅茶

陽性食材で体温め効果が高いです。陰性の緑茶と同じ茶葉からできる紅茶が陽性化する秘密は、茶葉を発酵させるからです。

しらす干し

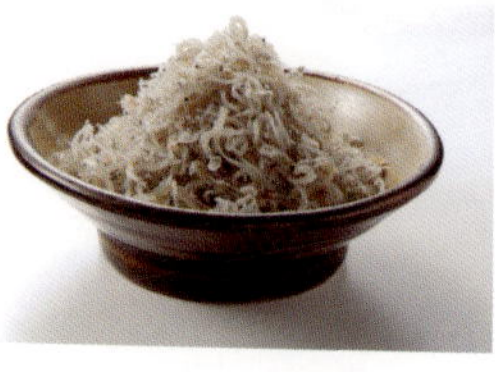

カルシウムというと歯や骨を思い浮かべますが、ホルモン分泌をただす作用もあるのです。きのこや春菊と一緒に食べるとカルシウムの効果がアップします。

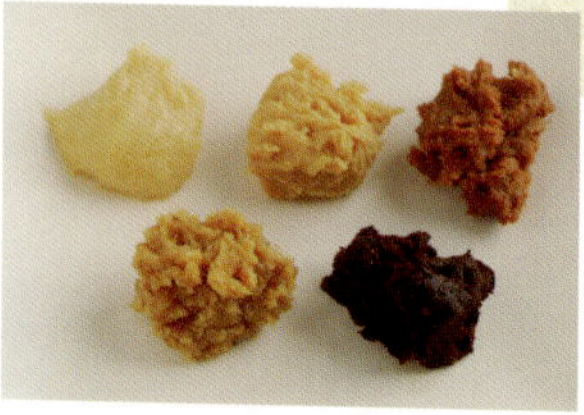

味噌

女性ホルモンを補う大豆イソフラボン、さらに陽性食材ならではの体温め効果で生理痛をやわらげます。

生理痛も更年期障害と同様に、卵巣の血行不良による機能不全が原因です。そこで注目したいのが、【基本12食材】の**ダイコンの葉。血液をきれいにして血行を改善する作用があり、生理痛をやわらげる**食材としておすすめです。食べ方はいたって簡単で、細かく刻んで味噌汁の具として入れるだけ。ダイコン葉は陰性食材なので生食は逆効果ですが、体温め効果の高い味噌汁に入れて加熱することで、血行促進に効果的な食べ物へと変身します。

そのほか、セロリ、パセリ、ニンジンなどのセリ科の野菜は浄血作用があり、**カルシウムは排卵機能を高め生理痛を緩和**します。

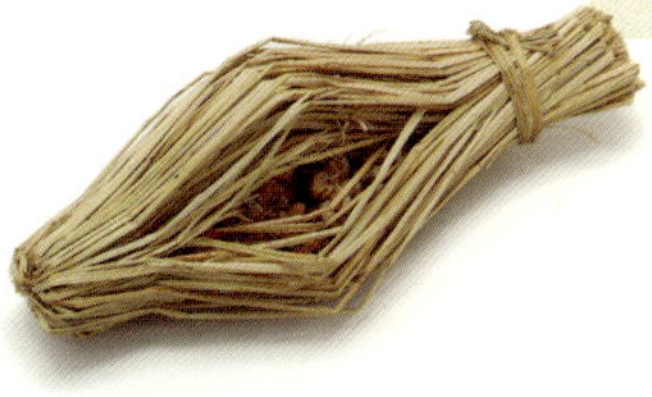

納豆

納豆に含まれるリノール酸から生成されるγリノレン酸には、子宮に働きかけ生理痛を抑える効能があります。

生理痛を緩和するその他食材

プルーン、干しエビ、煮干し、パセリ、ミツバ、鶏肉、豆腐、アーモンド、大豆

もうトイレに行くのもイヤ

痔を改善

基本12食材

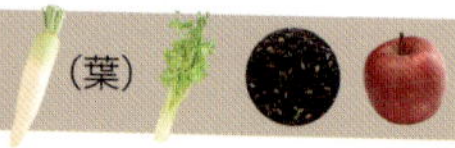

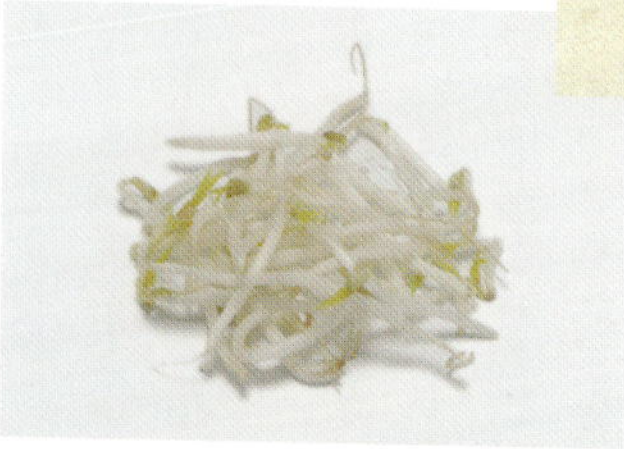

もやし

もやしの栄養素はあまり注目されてきませんでしたが、ビタミンや鉄分、カルシウムや食物繊維が豊富です。

おから

水分を除いた半分以上を繊維質が占める、便秘を改善し痔を治す食材。便秘がちな人に特に常食をおすすめしたい食材です。

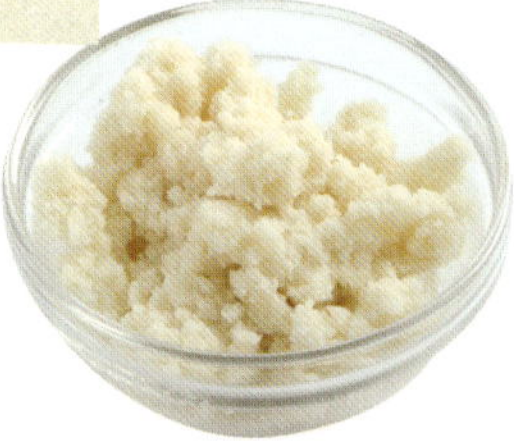

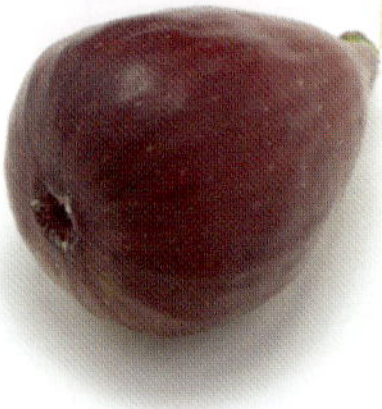

いちじく

ペクチン、セルロースなど食物繊維が豊富。こんにゃくとともに腸の掃除のために定期的に食べたい食材です。

肛門

肛門の静脈の血行が悪く、血液が滞ってしまうことで起こるのが痔です。一番の原因は便秘で、痔を改善するにはまず便秘を治すことが先決。「イチジク浣腸」という便秘用の浣腸器がありますが、いちじくの実には多量の食物繊維ペクチンが含まれ便通を改善するので、当然痔の改善食にもなります。リンゴもペクチンが豊富な食材です。そのほか、インゲンやおからも食物繊維が多い食材です。

食物繊維の多い食材とともに、ニラ、セロリ、ダイコン葉、プルーン、ゴマ、レンコン、もやしなども一緒に食べましょう。

これら食材は、瘀血《おけつ》（血液の滞り）の状態を改善します。

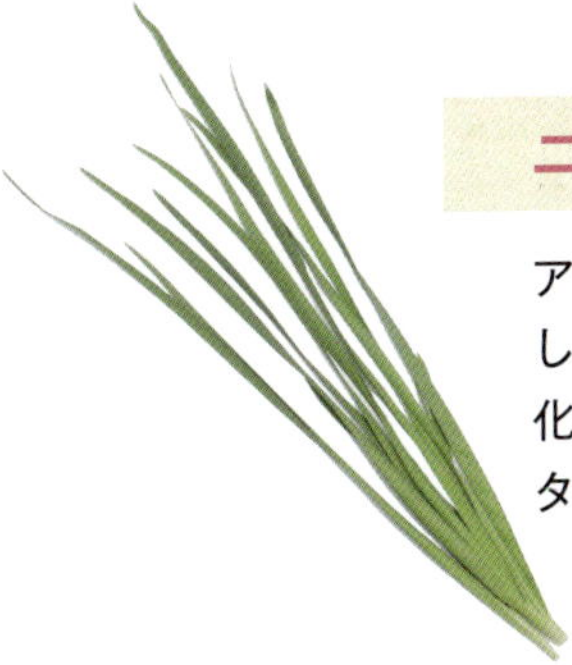

ニラ

アリシンが血液をサラサラにし、βカロテンが血管内の酸化を抑えて血管を強くし、ビタミンKが出血を防ぎます。

痔を改善するその他食材

オクラ、レモン、イチゴ、インゲン、プルーン、レンコン

おいしいものを食べても損した気分

口内炎を治す

基本12食材

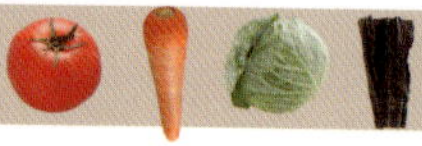

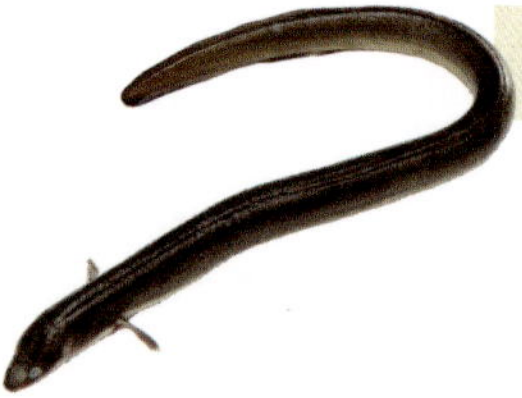

うなぎ

うなぎには免疫力アップに欠かせないビタミンAのほか、免疫力を旺盛にするレチノールという成分も含まれています。

レバー

ビタミンAやB_1、B_6、鉄分、アラキドン酸など免疫力の向上や改善に必要な成分が、牛や豚のレバーには豊富です。

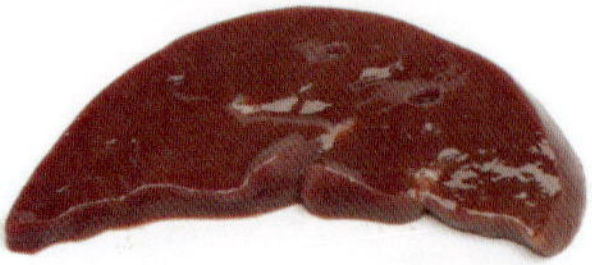

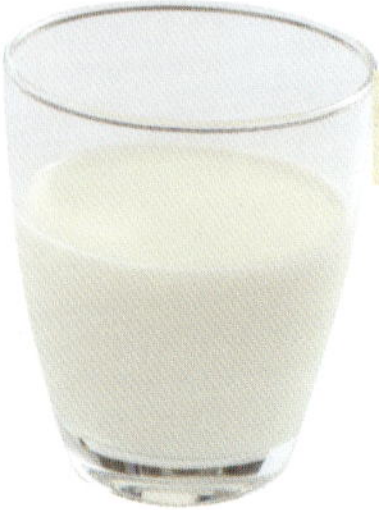

牛乳

ビタミンB群をはじめ、ビタミンA、ラクトフェリンといった成分が、免疫力を改善して口内炎を治します。

胃腸の障害や過労・ストレスによる体力の低下、ビタミン不足、口の中にできた傷の雑菌感染など、口内炎ができる原因はいろいろあります。でも、食事で治そうと思ったら、やることはひとつ。免疫力のアップに欠かせない栄養素、とりわけ**ビタミンA、CとB群の摂取を心がけましょう**。

ビタミンAはうなぎやレバー、色の濃い緑黄色野菜に多量に含まれます。ビタミンCはブロッコリーやかんきつ類、パプリカ、イチゴなど。ビタミンB群の摂取には、牛乳、チーズや魚、豚肉などの動物性食品や大豆製品を。

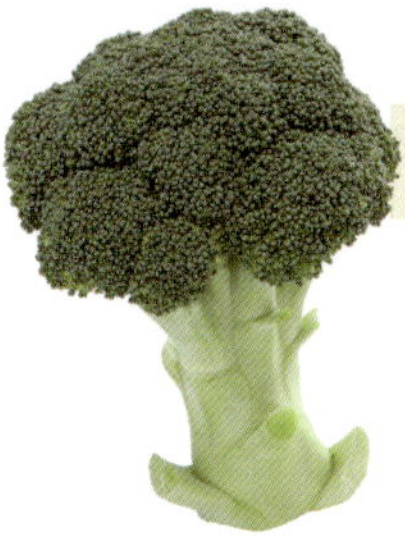

ブロッコリー

冬場に旬を迎える野菜では異色の陰性食材。豊富なビタミンＣは免疫力の強化に欠かせません。

口内炎を治すその他食材

ほうれんそう、小松菜、ネギ、チーズ、卵、魚介類、肉類、豆腐、油揚げ、高野豆腐、柑橘類、パプリカ、イチゴ、ゆず、マンゴー

くしゃみ・鼻水だけでもどうにかしたい

花粉症を改善

基本12食材 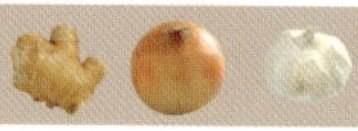

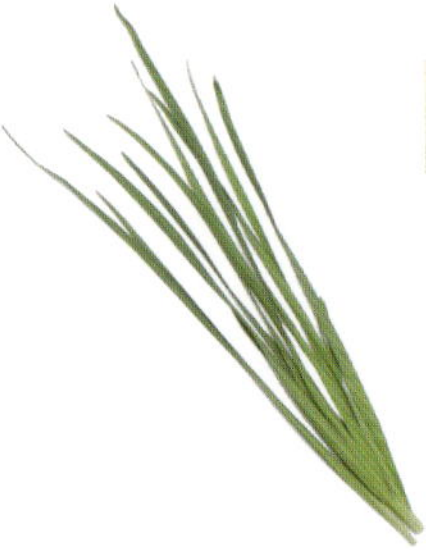

ニラ

熱湯に刻んだニラとしょうゆを入れて飲むと、体がポカポカ温まりアリシンの発汗・利尿作用がさらに効果的。花粉症の症状改善にぜひお試しを。

ネギ

芳香成分が鼻の通りをよくし、βカロテンが花粉で荒れた粘膜を強化し、アリシンの発汗・利尿作用で水毒が解消して、花粉症が軽減します。

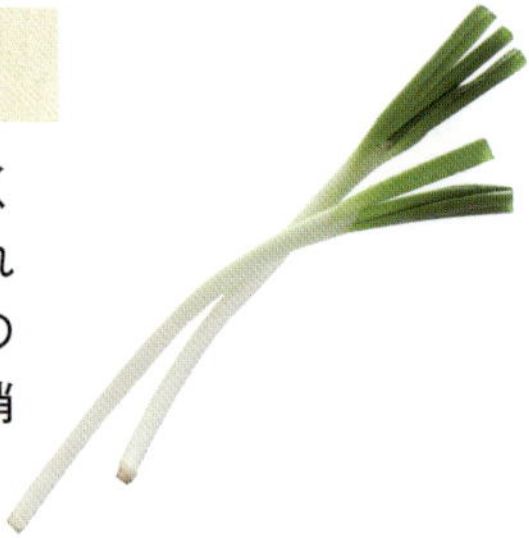

ヨーグルト

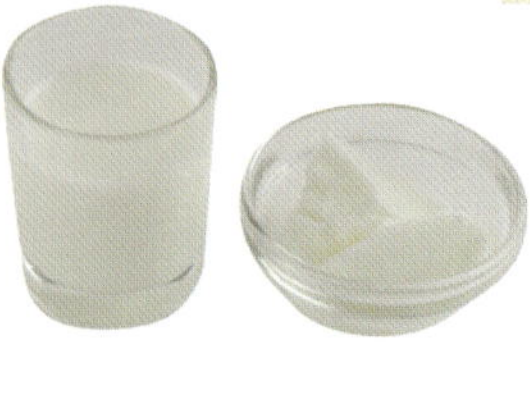

ヨーグルト、チーズ、バターなど、乳製品に含まれるビフィズス菌が作る免疫物質により、免疫力が改善しアレルギー症状が抑えられます。

ご存じのとおり、花粉症はアレルギーの一種です。くしゃみ・鼻水・涙・頭痛・皮膚の湿疹や炎症など、**花粉症の典型的な症状は、水毒の状態にある体から余分な水分を排泄するための現象**です。水毒とは体が冷えている状態ですから、**陰性体質の多い日本人に花粉症が激増するのも当たり前**なのです。

水毒を解消しアレルギー症状を緩和するには、ニラ、ニンニク、ネギ、タマネギなどのアリウム属野菜やショウガ、七味とうがらしが最適。これらは発汗・利尿作用にすぐれた食材ばかりです。また、腸内の善玉菌は、免疫物質を作り出すので、乳酸菌、ビフィズス菌もあわせて摂取を。

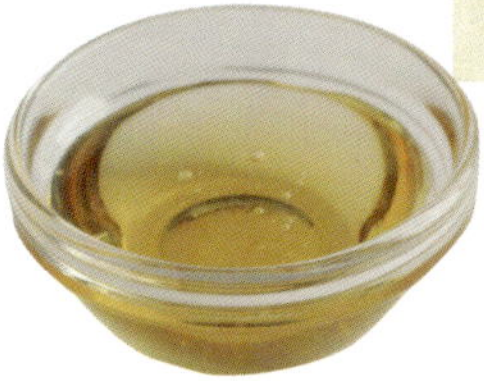

ハチミツ

オリゴ糖、フラクトオリゴ糖、グルコン酸が腸の働きをととのえ、免疫物質の産生を促します。

花粉症を改善するその他食材

ラッキョウ、七味とうがらし、バター、チーズ

現代オフィス病

眼精疲労を緩和

基本12食材 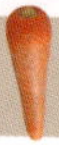 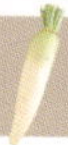 (葉) 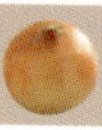 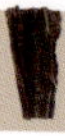 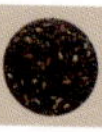

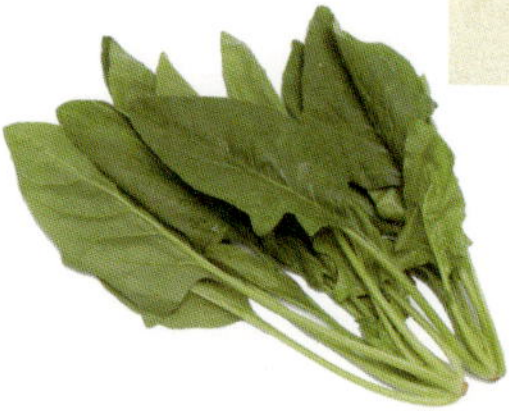

ほうれんそう

眼の代謝アップ成分のビタミンＡだけでなく、目の充血を解消し疲れをとってくれるビタミン B_2 も豊富です。

ブロッコリー

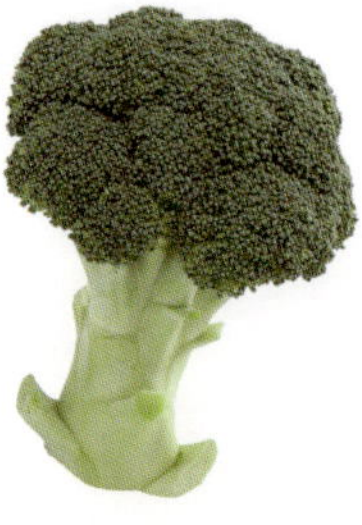

ビタミンＡの効果に加えて、血中コレステロールを抑えるビタミンＣが血行を促進し、眼の疲れを癒します。

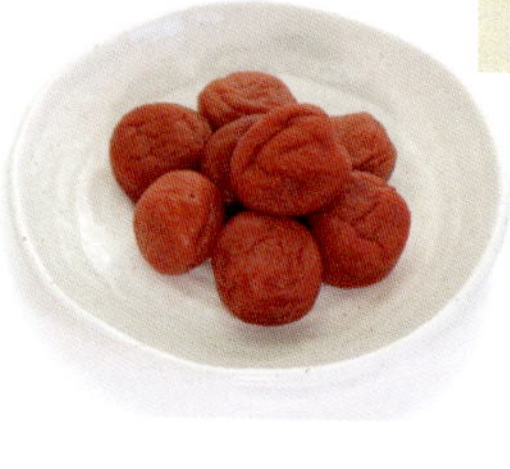

梅干し

眼の働きは複雑で神経も入り組んでいるため、必要とする栄養分をまかなうには大量の血液が必要。梅干しや味噌、アリウム属野菜は血液循環を良化します。

ニンジン嫌いの子供に「ニンジンは眼にいい」と言いくるめて食べさせる親御さんがいますが、これは的を射た俗説です。というのも、ニンジンに多量に含まれるβカロテンから体内で生成される**ビタミンAは、眼の代謝をアップさせる栄養素**なのです。眼にいい成分を聞かれれば、私も迷わずビタミンAと答えます。ダイコン葉やゴマにも多く含まれます。

漢方では「肝は目に通ず」といわれるように、**肝臓の力と眼の力は比例するので、肝機能アップの食材も必須**です。また、眼という器官は大量の血液を必要とするので、眼精疲労の緩和には血液循環の良化も欠かせません。

もやし

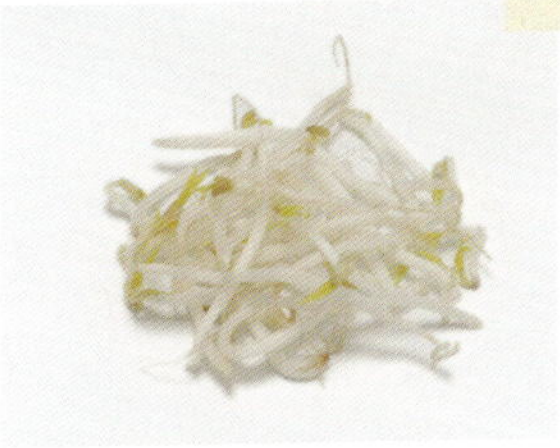

肝臓の病に効くツボは、同時に視力減退など眼にも効果があるそうです。もやし、味噌、ニラや、タウリンを含むエビ、タコなど肝機能アップ食材は眼にもやさしい食べ物です。

眼精疲労を緩和するその他食材

味噌、しょうゆ、葛、ニラ、ネギ、わけぎ、ラッキョウ、エビ、タコ、イカ、シジミ

会社を休めない日のために

風邪に効く

基本12食材

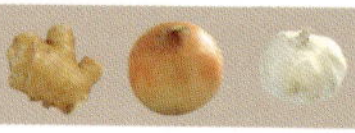

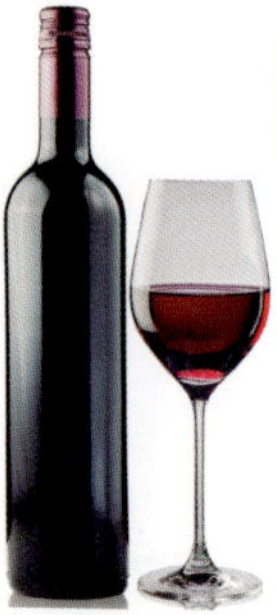

赤ワイン

滋養強壮効果もある赤ワインを温め、レモンとハチミツを加えて飲みます。また、日本酒の代わりに赤ワインの卵酒でも同じ効果が得られます。

卵酒

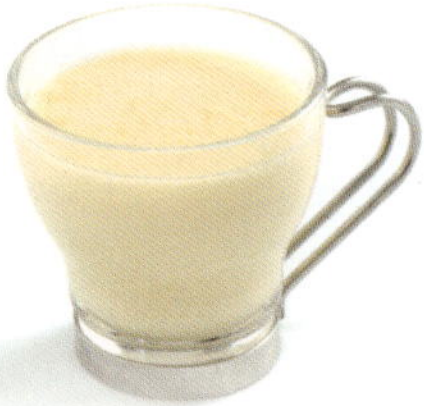

日本酒１合を温め卵黄１個を加えて作る卵酒は、風邪のひき始めに抜群の効果を発揮します。

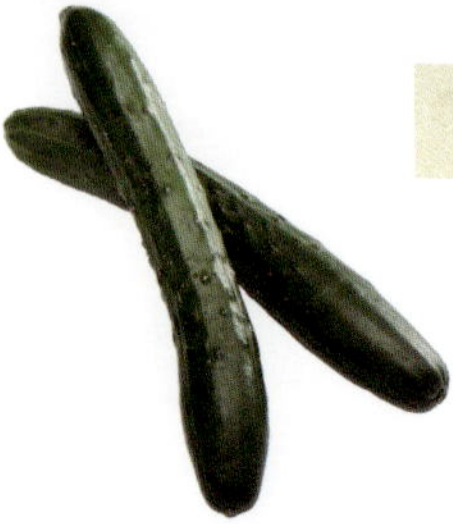

キュウリ

利尿作用、消炎作用があり、体にこもった熱を逃がす作用があるので、発熱時には効果的な食材です。

風邪をひいたら、とにかく**体を温め、発汗・利尿作用を高めて余分な水分の排泄につとめること**。飲み過ぎ・二日酔いの項で紹介した梅醤番茶、P142に作り方を紹介しているショウガ紅茶、おろしショウガに熱湯と黒糖を加えたショウガ湯などは、仕事で穴をあけられない時にも心強い味方となりましょう。みじん切りにしたタマネギに味噌と熱湯を注いで飲んでも、同様の効果が得られます。

日本では風邪の民間療法として卵酒がありますが、ヨーロッパではホット赤ワインやお湯割りのウイスキーにレモンをひと搾りして飲む風習があります。

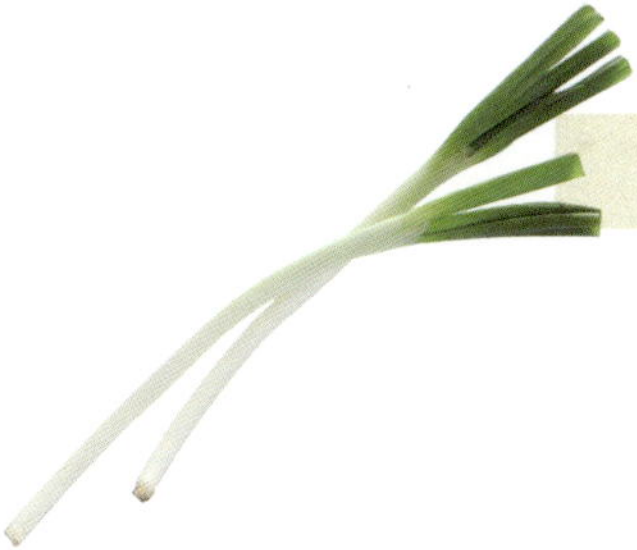

ネギ

アリウム属野菜のネギは、体温め効果はもちろん、のどの痛み・せき・痰《たん》を鎮める作用があります。

風邪に効くその他食材

ニラ、梅干し、黒糖、味噌、ウイスキー、ハチミツ、コンニャク、豆類、紅茶もう化粧でゴマかすのはやめた!

肌荒れを緩和

基本12食材

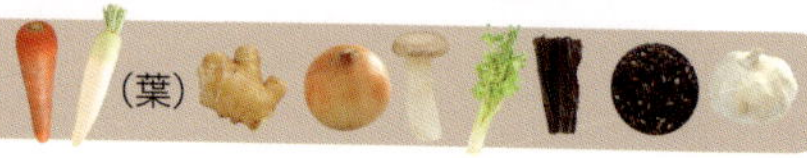

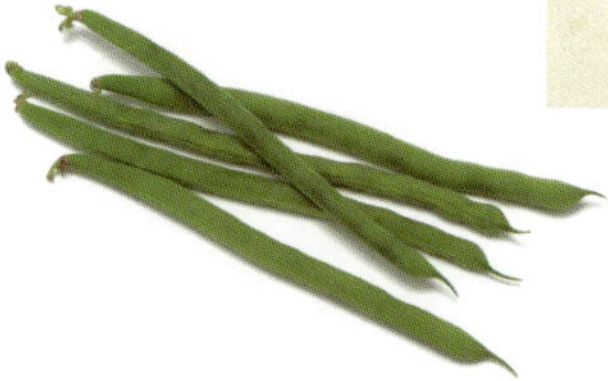

インゲン

食物繊維がたいへん豊富で、肌荒れ改善を含むデトックス食材としておすすめ。旬は5～10月と長いので、薄着の季節の肌荒れ対策にぜひ。

レンコン

肝臓・腎臓・脾臓の機能をアップし胃腸の粘膜を修復し、肌のコンディションをととのえます。レンコンに含まれるタンニンは、薬の効力を鈍らせるので、薬を常用している人は注意しましょう。

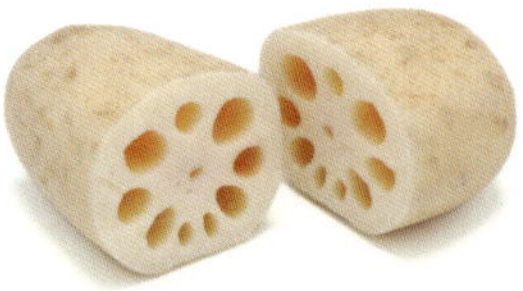

ヨーグルト

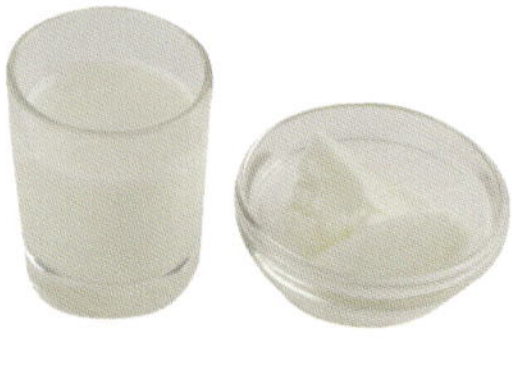

肌荒れの一因、便秘を解消するには、ヨーグルトやチーズ、バターなど乳酸菌やビフィズス菌を含む食材を摂取することです。同時にオリゴ糖を含むハチミツやタマネギも食べれば、効力がアップします。

生活習慣が変化し冷え体質の人が増えたため、いまでは男性でも肌荒れに悩むことが多いそうです。肌荒れには、なにはともあれ肌の血行をよくすること。そして、肌荒れの原因となる便秘解消のために、食物繊維と整腸作用のある食材を。漢方では**「肌は内臓の鏡」**といって、内臓と肌の調子は密接に関連しています。特に**肝臓・腎臓・脾臓《ひぞう》の機能低下は肌に直接はね返ってくる**ので葛《くず》、ゴマ、プルーン、くるみ、納豆、カボチャなどを食べましょう。そのほか、ニンジン、セロリなどセリ科の野菜も効果的。皮膚病治療に使われる漢方薬・紫雲膏《しうんこう》にはセリ科の植物の当帰《とうき》が含まれています。

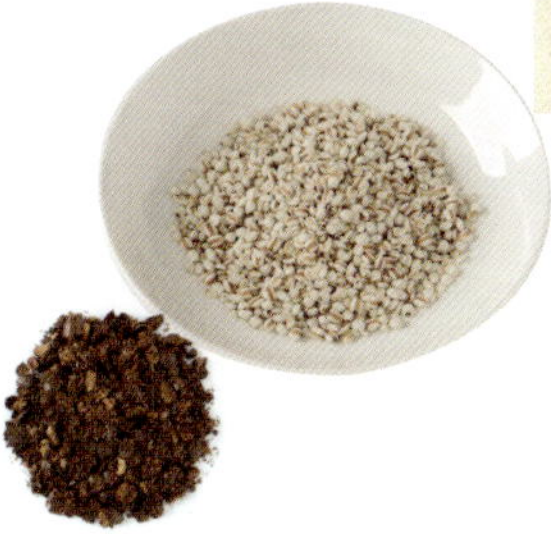

ハト麦

ニキビ対策でハト麦茶を愛飲している女性も多いことでしょう。ハト麦には消炎作用や膿《うみ》を出す効能があり、イボ取りに使われてきた経緯があります。

肌荒れを緩和するその他食材

パセリ、ミツバ、ニラ、ネギ、七味とうがらし、ハチミツ、豆類、おから、葛、里芋、プルーン、くるみ、カボチャ、納豆、チーズ

急いでいる時に限って見舞われる

動悸を改善

基本12食材

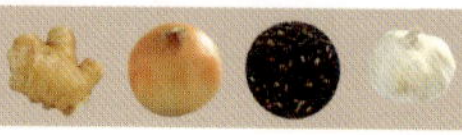

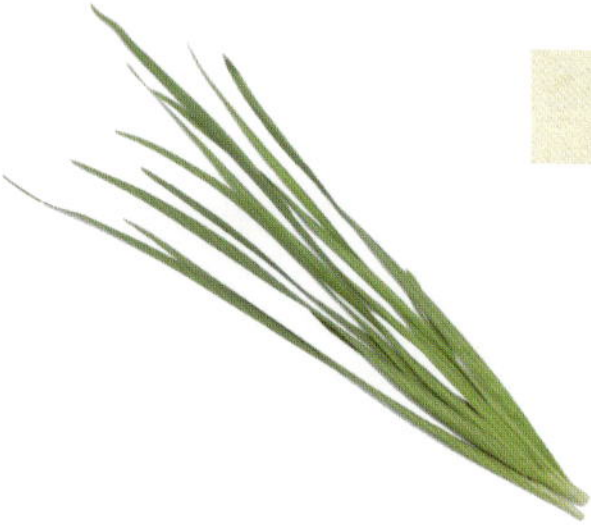

ニラ

強心作用が心臓に力を与え、利尿作用により水毒が解消されます。またニラには血液サラサラ効果もあり、心臓の負担を軽くする作用もあります。

ネギ

強心・利尿作用で動悸の原因、症状を改善するほか、造血作用のあるマンガンなども含まれ、循環機能そのものを向上する効果が、ネギにはあります。

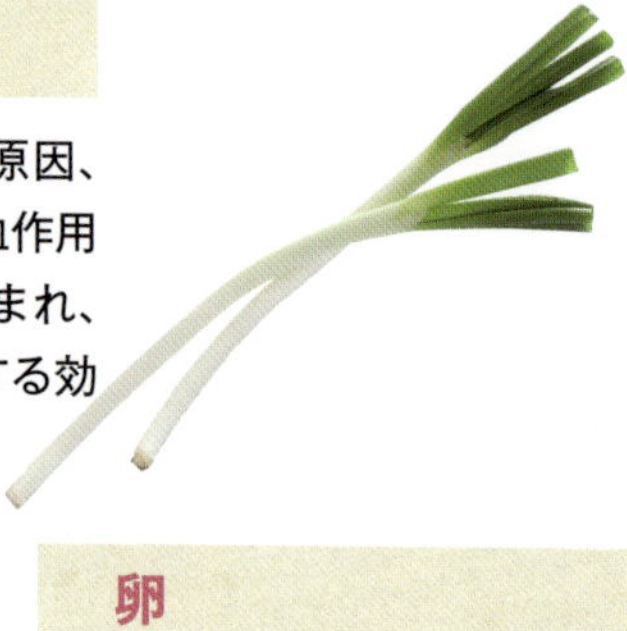

卵

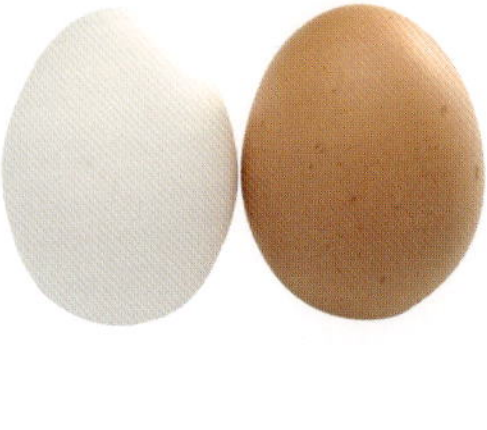

卵は高コレステロール食品ですが、血中脂肪を減少させる不飽和脂肪酸が 2/3 を占め、また血中コレステロールを抑える物質も含まれているので、心配はないそうです。

動悸を抑えるにはニラ、ニンニク、ネギ、タマネギなどアリウム属野菜や、紅茶、ショウガなど、利尿作用のある食材がおすすめです。漢方医学的には、**動悸は冷え性や不眠、更年期障害などと同じく水毒にあたり、水毒の状態を改善することで動悸は抑えられる**からです。

それら食材には利尿作用のほかに強心作用もあり、心臓に活力を与えてくれます。強心作用の王様は、意外に思われるかもしれませんが、卵です。卵の黄身に、黄身の半分程度のしょうゆを混ぜた卵醤《らんしょう》は、強力な強心作用を発揮し、2日に1度食べるだけで十分効果が現れます。

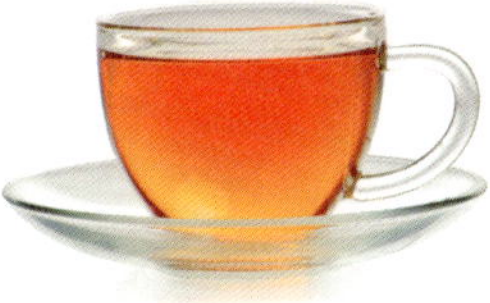

紅茶

コーヒーやチョコレートなどに含まれるカフェインには、アリウム属野菜と同じく利尿・強心作用があります。しかし水毒解消には体温め効果が第一ですから、動悸には紅茶が最適なのです。

動悸を改善するその他食材

チョコレート、緑茶、ウコン、シソ

些細なことだけど他人の目も気になるし…

フケ症を改善

基本12食材

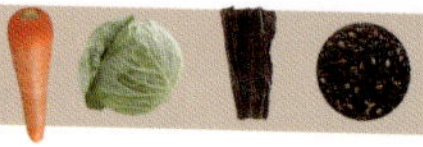

牡蠣《カキ》

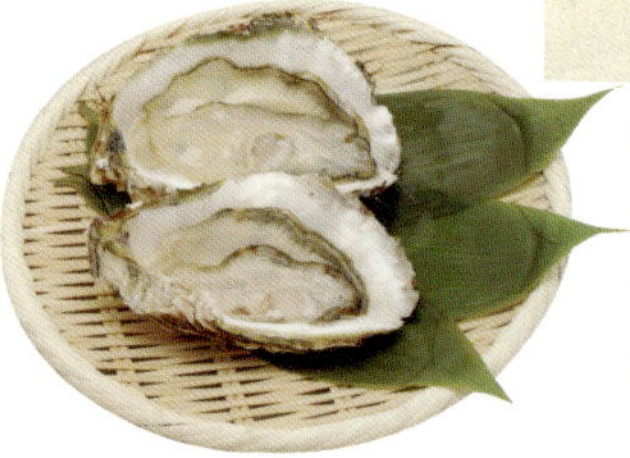

細胞や組織の代謝に欠かせないミネラルが豊富。中でも頭皮の代謝を促し髪を強くする亜鉛の含有量では、全食品中でもっとも多いです。

キュウリ

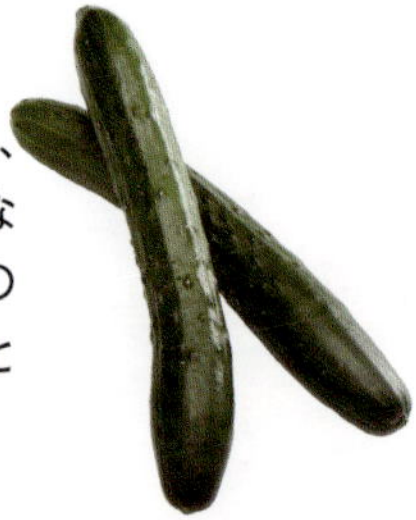

髪の毛の主成分であるケラチンは、キュウリなどに含まれるケイ素がなければ生成されません。ケラチンの素となる肉・魚などのタンパク質と一緒に、キュウリを食べましょう。

ピーマン

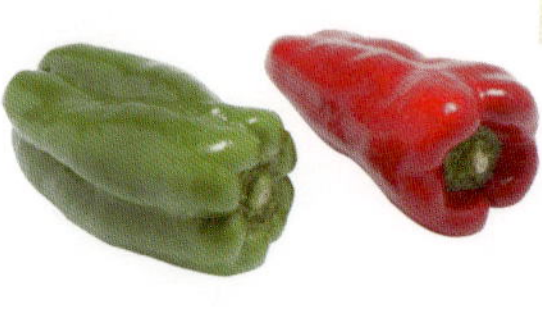

髪の毛の中に含まれるケイ素のほかに、細胞分裂を正常化して頭皮の健康を保つ働きがあるビタミンＡも含まれています。

古くなってはがれ落ちた頭皮の角質細胞がフケの正体です。不規則な生活やストレス過多の状態が続き、頭皮から分泌される脂が多くなると、角質細胞がはがれ落ちる頻度が高くなり、頭皮を清潔にしていてもフケに悩まされるようになるのです。フケ症を治すには、**生活習慣の改善とともに、ゴマ、牡蠣《カキ》、レバー、キュウリなど亜鉛やケイ素を含む食材も摂取**し、皮膚や髪を強くしましょう。

フケ症には脂を原因とするもののほかに、頭皮が乾燥することで生じるケースもあります。こちらは、ニンジン、ネギ、キャベツなどビタミンAの補給を心がけてください。

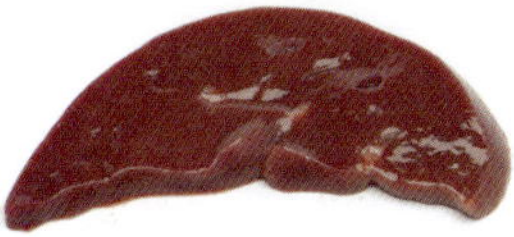

レバー

亜鉛とともに豊富に含まれるビタミンAは、皮膚を健康に保つ作用があり、乾燥性の頭皮やフケ症に効果的な成分です。

フケ症を改善するその他食材

ナス、ほうれんそう、ヨーグルト、ししゃも、小松菜

うつ病を未然に防ぐ

ストレス過多を解消

基本12食材 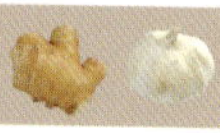

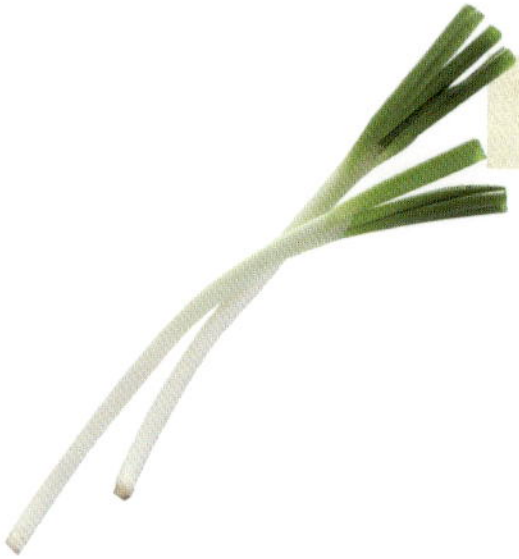

ネギ

血液の循環を促し、発汗・利尿作用を高める効果があります。ストレスで滞った脳の血流が改善され、ストレス解消を助けます。

シソ

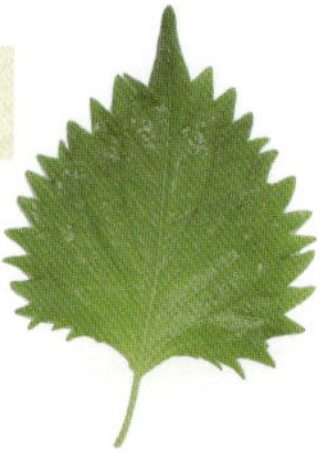

ノイローゼやうつ病に使われる漢方薬の主成分で、神経を落ち着かせる作用を持つ食材です。

ゆず

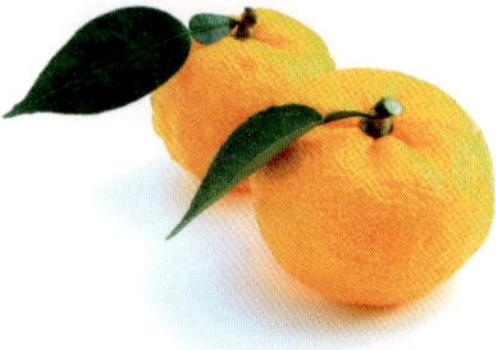

食生活で口にする機会は少ないですが、カリウム、テルペン、ビタミンE、フラボノイドなど鎮静作用や自律神経に働きかける成分を多く含む、優秀な抗ストレス食材なのです。

仕事や家庭でのトラブル、パソコンやタバコなど、現代は日常生活にストレス因子があふれています。漢方で処方される抗ストレス薬の半夏《はんげ》厚朴《こうぼく》湯《とう》には、シソの葉とショウガが含まれており、**シソ、ショウガはストレスを軽減する食材**としておすすめです。これは、シソの香味成分のペリルアルデヒド、ショウガのジンゲロン&ジンゲロールが、脳の血流をよくするからです。**ゆずもまた、抗ストレス食材としては大変優秀**です。そのほかにも、アリウム属野菜に含まれるアリシンは脳の血流を改善し、ビタミンB群は脳や神経に作用して、ストレス解消を助けます。

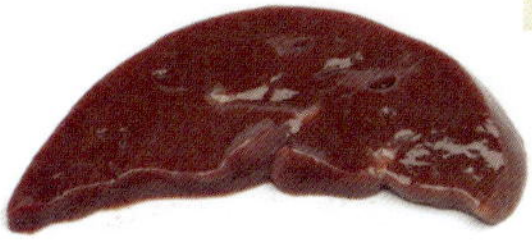

レバー

ビタミンB群は脳や神経を健康に保つために必須の成分。加熱すると壊れやすい栄養素なので、生食できる牛レバーを摂取してストレス解消を。

ストレス過多を解消するその他食材

牛肉、豚肉、ニラ

こんなハズじゃなかった!

精力減退を改善

基本12食材

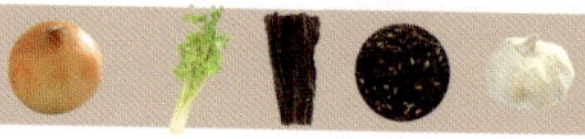

牡蠣《カキ》

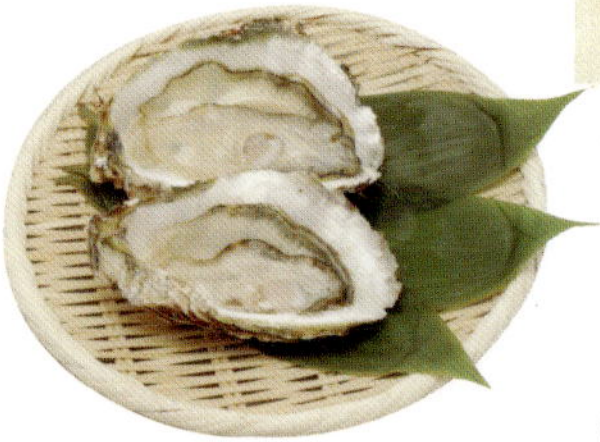

牡蠣《カキ》には亜鉛が豊富に含まれており、亜鉛は前立腺で性ホルモンを生成します。亜鉛不足になると精子の数が減ると同時に、精子自体の元気も失われます。

ゴボウ

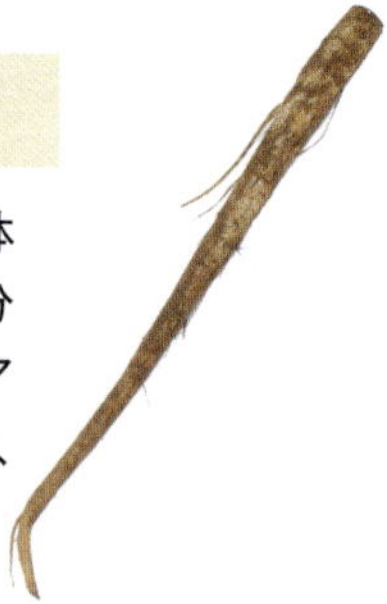

成長ホルモンの分泌を促し体を活性化して力強くする成分が、ゴボウに含まれているアルギニンです。また、直接、精力増強にも働きかけます。

納豆

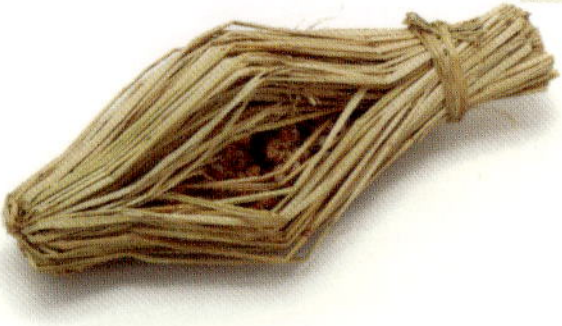

大豆に豊富に含まれるアルギニンは、成長ホルモンの分泌を促し、体を活性化してくれます。疲労回復を助ける食材でもあります。

歳をとると尻や大腿筋《だいたいきん》の筋肉が落ちて下半身の血行が悪くなり、下半身に存在する臓器が機能低下します。加齢と共に性欲や生殖機能の衰えを痛感する人が男性に多い理由は、前立腺や「3本目の脚」といわれる男性器の働きが鈍るため。前立腺や精液に含まれるセックスミネラル・亜鉛の摂取で、機能回復につとめましょう。強壮剤として古くから用いられてきた、ニンニクやタマネギなどアリウム属野菜に含まれるアリシン、ゴボウや鶏肉、大豆製品に豊富で成長ホルモンの分泌を促すアルギニン、若返りのビタミンとされるビタミンEもあわせて摂取を。**即効性を求めるなら、セロリの催淫効果を。**

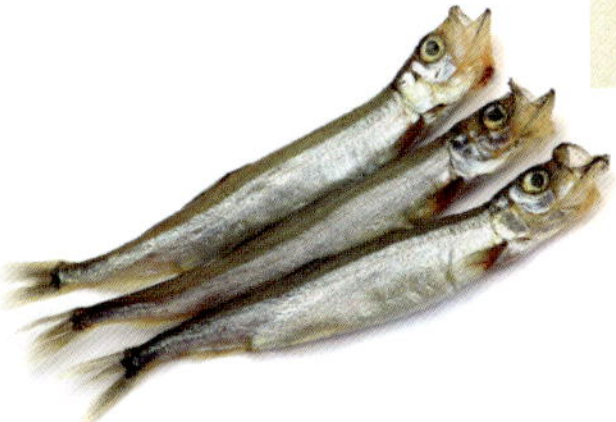

ししゃも

抗酸化作用で老化の素を除くビタミンEを含む食材です。ビタミンEは生殖機能の維持や活性化をするので、男性のみならず女性にも効果的です。

精力減退を改善するその他食材

米、牛肉、鶏肉、くるみ、落花生、大豆、タラコ、イクラ、アーモンド、豚肉、ヨーグルト、小松菜

今からでもまだ間に合う

薄毛を改善

基本12食材

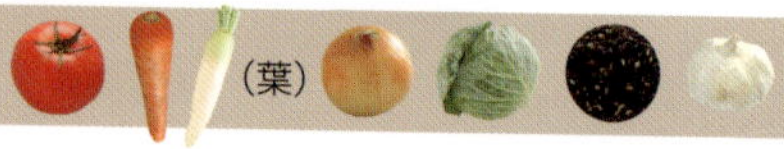

レバー

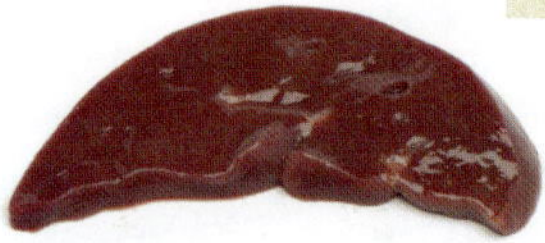

髪に栄養を行き渡らせるには、頭皮が健康でなければダメ。ビタミンAは髪や頭皮のうるおいを保つ働きをします。

肉類

抜け毛は血行不良で現れる症状のひとつ。アリウム属野菜とあわせて食べることで、血行はグンとアップします。

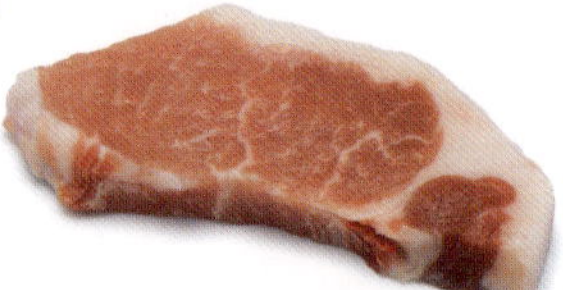

小豆

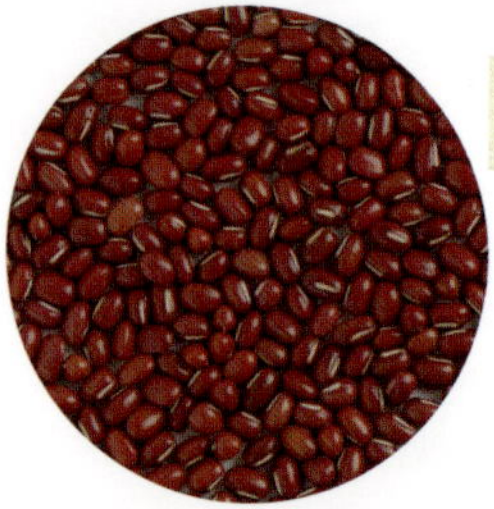

小豆や豆類に含まれるサポニンは、血中コレステロールを下げて血行を促進し、髪の活性にも作用します。

漢方では髪の毛のことを「血余《けつよ》」というように、血行が悪くなり髪に栄養分が行き渡らなくなると抜け毛が進行します。**薄毛やハゲの悩みが、陰性体質で血行が悪い人が多い日本人に多い**のも、うなずける話ではないでしょうか。

薄毛の改善には、血行をよくして髪に栄養を行き渡らせるアリウム属野菜、サポニンを含む豆類、ビタミンB_1・Eを含む食材を基本に、あわせてビタミンA（レバー、うなぎ、ニンジンなど）やケイ素（キュウリ、タマネギ、ピーマンなど）を含む食べ物で、髪の健康を保つようにしましょう。

いつまでも、長い友だちでいたいものですね。

ピーマン

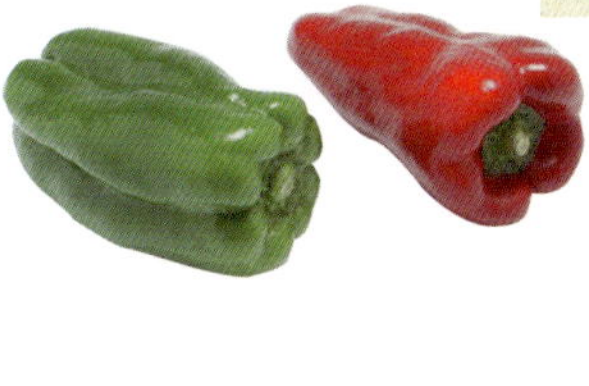

ピーマンに含まれるケイ素は髪に含まれるミネラルの一種で、髪のケイ素量が減ると毛髪がやせ細ってきます。

薄毛を改善するその他食材

キュウリ、うなぎ、大豆製品、シソ、アーモンド、タラコ、イクラ、カボチャ、落花生

食事が楽しくなるように

胸やけを解消

基本12食材

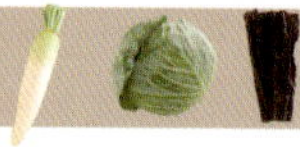

胸やけを改善する
その他食材

山芋、ココア、ほうれんそう

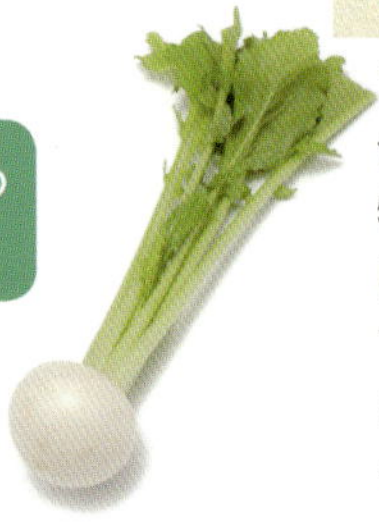

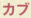

カブ

カブとキャベツの食べ合わせは胸やけ解消の特効薬。天然塩で浅漬けにすれば、陽性化して胃を温め、加熱によるジアスターゼの喪失も避けられます。

胸やけは、胃液が食道に逆流して食道の粘膜が刺激され、起こる症状です。通常は胃と食道のつなぎめの食道括約筋が弁の役割を果たし、胃液の逆流は起こらないのですが、食道や食道括約筋の機能が低下すると、胸やけを起こすのです。暴飲暴食や肉食に偏った食事、ストレスなど、胸やけを引き起こす要因はさまざまです。胸やけの解消には健胃作用のあるビタミンUを含むキャベツやレタス、そして消化酵素ジアスターゼを含んだダイコンや山芋で、胃の調子をととのえることです。また**ナトリウム、カルシウム、カリウムなどアルカリ性ミネラルは、胃酸を中和**してくれます。

あなたの口臭の原因かも!?

歯肉炎を緩和

基本12食材  （葉）

歯肉炎を緩和する
その他食材

パセリ、ほうれんそう、春菊、ミツバ、ブロッコリー、オクラ、納豆

ナス

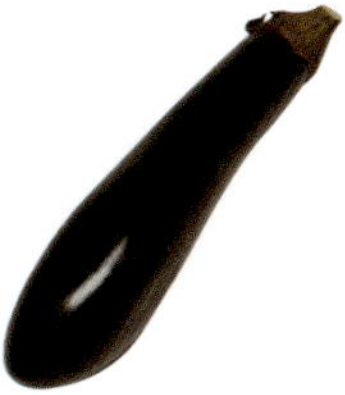

切ったナスを塩漬けにし、天日乾燥させたものを真っ黒に焼き、粉末にして歯茎をマッサージするようにブラッシングします。

歯肉炎は歯周病の初期症状で、歯肉が炎症を起こし赤く腫れている状態。非喫煙者より喫煙者に多いのは、喫煙によって血行が悪くなり歯肉がやせてしまうためです。歯周病は口臭の原因にもなりますし、痛みを感じるようになると食事もおいしくありません。なにより、歯肉炎が進行すると歯槽膿漏《しそうのうろう》をわずらうことにもなります。

　ナスの黒焼きで歯を磨くと歯茎の腫れが治る、といわれますが、これは炎症を抑え粘膜の潰瘍を治す作用が、ナスにあるからです。**出血をともなう場合は、パセリ、ほうれんそう、春菊などを。**歯茎を強くし出血を抑えるビタミンKが含まれています。

夏に輝く人になる!

夏バテを解消

基本12食材

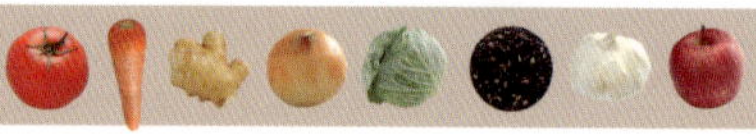

うなぎ

日本の夏は蒸し暑くビタミンAが不足しがちな食生活に偏ります。奈良時代にはすでに、うなぎは夏バテ解消食材として知られていました。

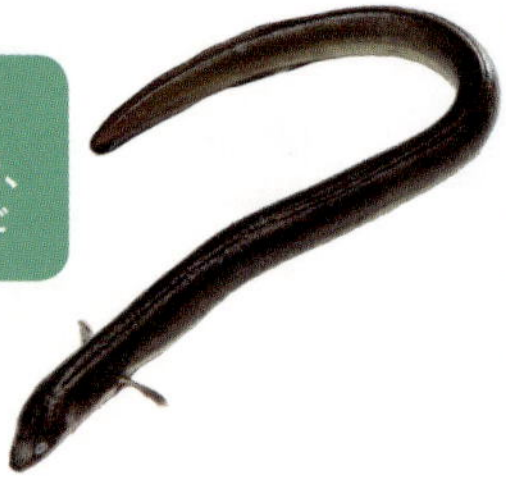

夏バテを解消するその他食材

味噌、サバ、ハチミツ、黒糖、塩、ニラ、ネギ

夏バテの主な原因は、暑さによる胃腸の機能の低下と、空調の効かせすぎによる体温調節の乱れからくる自律神経失調などによります。つまり、暑さに負けないスタミナをつければ、夏バテとは無縁でいられるのです。夏のスタミナ食といえば、やはり**うなぎ**。疲労回復のアスパラギン酸やパントテン酸、スタミナ源のビタミンB_1をはじめ、造血や内臓の活性などが含まれ、**滋養食として最高の栄養バランスを誇ります**。

心臓を丈夫にしてくれるマグネシウム、汗で失われがちなナトリウム、筋肉を強くして冷え体質を改善するカリウムなどのミネラルも、夏バテ解消に不可欠です。

第四章

免疫力をアップして病気予防

「食事で生活習慣病は予防できないの?」

「免疫力が上がる日常習慣があったら教えて!」

「病院に行くほどではないけど、どうも体調がすぐれない」

本書の最後となるこの章では、みなさんのそんな疑問にお答えします。

これさえ食べていれば 病気は恐くない!

日本人はもともと農耕民族。ごく一般的な家庭で、当たり前のように肉が食卓に上がるようになったのは、40年ほど前のことです。それまでは、動物性タンパクの大半を魚や魚肉加工品から摂取していました。実際、**動物性タンパクの摂取量で、肉が魚を上回ったのは１９８８年**です。つまり、日本人が農耕民族として歩んできた２０００年以上に渡る歴史の中で、**肉食が盛んになってから26年しか経っていない**のです。

たしかに、肉は良質なタンパク源ですし、陽性食材でもあります。牛肉は体温め効果が高く、豚肉には体力増強や解毒作用があります。鶏肉はメタボ体質の人も安心して食べられる低脂肪食品ですし、羊肉は陰性体質の人にこそ食べてほしい冷え解消食材です。しかし、肉類の食べ過ぎは動物性脂肪の蓄積をまねき、血流を悪くします。その結果、特に**陰性体質が多い日本人に、高血圧や肺ガン、大腸ガンなど欧米型の病気が急増した**と考えられています。日本人の死因の上位はガン、心疾患、脳血管疾患といった生活習慣病ばかりです。そして生活習慣病とは、食文化の欧米化や運動不足や喫煙など、まさに生活習慣が原因と考えられている病気なのです。

本章では、生活習慣病をはじめ厄介な病気の予防に食べたい食材や、免疫力を底上げする生活習慣の提案をします。生活習慣を見直して、病気の原因を絶ちましょう。

［病気予防に食べたい食材］

ガン

基本12食材

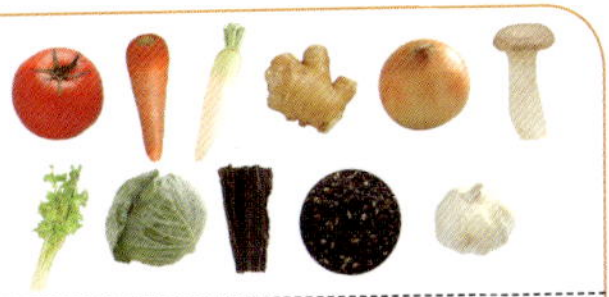

その他食材

青魚、ナッツ類、豆腐、納豆、コーヒー、ネギ、キュウリ、ブロッコリー

60兆もの細胞で構成される人体の中では、頻繁に細胞が突然変異を起こしガン化しています。通常ならば、ガン化する前に細胞自身が修復したり、ガン化してしまっても自滅するか免疫細胞によって破壊されるのですが、ガン化した細胞が生き残るとガン細胞となり、異常増殖を始めます。ガン化した細胞を正常に修復、自滅、破壊させるためには、免疫力の維持向上が欠かせません。

　ガンの原因の約3割は食事といわれており、逆に食べ物でガンを抑制することも可能です。抗酸化作用の強いビタミンCやE、βカロテン、リコピン、ケルセチンなどのポリフェノールは、ガンの一因とされる活性酸素を除去します。キャベツやブロッコリーなどの**アブラナ科の野菜や**、ネギ、タマネギ、ニンニクなど**アリウム属の野菜は解毒酵素の活性を高め、ビタミンDや葉酸には傷ついた細胞の修復やガン化を防ぐ作用**があります。

心疾患

基本12食材

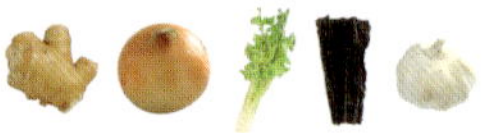

その他食材

豆腐、ほうれんそう、アーモンド、魚介類、卵、納豆、おから、そば

冠動脈に動脈硬化を起こすことで、心臓を動かす筋肉に血液が行き渡らなくなる病気。心筋梗塞や狭心症などがこれに該当し、総称して心臓病と呼ばれます。

心疾患の原因のひとつは、動脈硬化にあります。動脈硬化は、高脂血症や糖尿病、高血圧、さらには肥満や喫煙、運動不足に起因し、心疾患ばかりか脳血管疾患、腎臓病などの原因となります。しかも、症状が進行してからでないと自覚症状が現れないので、大変恐い病気なのです。

心筋に栄養を送る冠動脈の動脈硬化が原因となる心疾患を予防するためには、タマネギ、ニラ、ニンニク、ネギ、ラッキョウなどの**アリウム属野菜を食べて冠動脈を拡張する**ほか、強心作用のある卵、悪玉コレステロールを抑えるＤＨＡやＥＰＡ、タウリンを含む魚介類の積極的な摂取を。また、**納豆、おから、そばなど食物繊維の多い食材は、腸内での脂肪の吸収を抑え、動脈硬化予防に効果的**です。

高血圧

▼

基本12食材

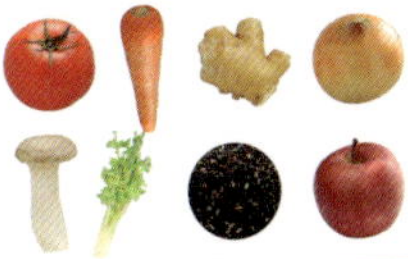

その他食材

ゴボウ、春菊、アスパラガス、ほうれんそう、日本茶、キュウリ

厚労省は高血圧を防ぐ食事として、塩分を控えカリウムを摂取して、塩分の排泄を促すことを推奨しています。カリウムの効用は然りですが、自然塩は陽性食材で体を温め、冷えて収縮した血管を拡張する効果があるので、**一概に減塩が高血圧予防に適当とは言い切れません**。血管を強くきれいにして血流をよくする抗酸化食材や、血圧を抑える食材を積極的に摂取しましょう。

肝硬変

▼

基本12食材

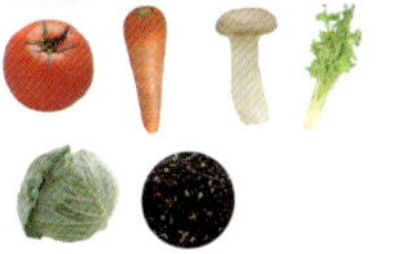

その他食材

シジミ、イカ、タラコ、イクラ、コンニャク、納豆、味噌、エビ、タコ、大豆、みかん

肝臓の障害が慢性化し、肝細胞の死滅により機能が減退した状態が肝硬変です。その予防には、タウリンが肝臓の解毒作用を活性するエビ、イカ、タコ、貝類、肝機能障害を改善するサポニンを含む豆類、さらに脂肪肝の予防に効果的なイノシトールをキャベツ、トマト、みかんなどで摂取します。**ゴマ、きのこ類などに含まれるナイアシンはアルコール分解に欠かせません**。

糖尿病

基本12食材

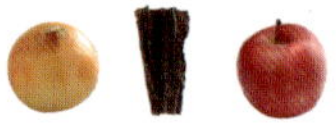

その他食材

ゴボウ、山芋、里芋、アサリ、イカ、オクラ、柿、イチゴ、そば、ナス、ほうれんそう

食事が消化されると、炭水化物からグルコースができます。グルコースは腸で吸収され、血液によって全身の細胞に運ばれ、エネルギー源となります。この際、グルコースを細胞に送り込んだり、余分なグルコースを脂肪などに変えて蓄えたり、食後に血糖が上がりすぎないよう調整する働きを担っているのがインスリン。糖尿病は、このインスリンが不足したり正常に作用しない病気です。

患者数が高位で推移している**糖尿病予防にはオクラを。**ぬるぬる成分のひとつペクチンには、糖の吸収と血糖値の上昇を抑える効果があります。ペクチンはリンゴ、イチゴなど酸味の多い果物にも多く含まれています。このほか血糖値の急上昇を抑える食材には、腸内で糖質の消化吸収を緩やかにする、ネバネバ成分のムチンを含む山芋や里芋、膵臓の働きを高め糖質の消化を助けるルチンを含む、そば、ナス、ほうれんそうなどがあります。

腎不全

▼

基本12食材

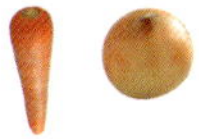

その他食材

ゴボウ、レンコン、山芋、ネギ

根菜類はへそから下の下半身を強化します。これは、人間も動植物も地球上の生命体であり、ある一面似ているもの、という漢方の「相似《そうじ》の理論」にもとづく考えです。つまり、人間の下半身は植物の根に相当し、下半身の病には根菜が効果的、というわけです。根菜類の中でも、とりわけ**ゴボウに含まれるイヌリンには、腎機能を高め利尿を促す効果**があることがわかっています。

うつ病

▼

基本12食材

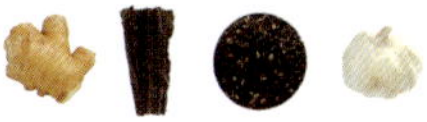

その他食材

鳥レバー、枝豆、とうがらし、ピスタチオナッツ、抹茶、ビンチョウマグロ、シジミ、赤貝、すじこ、牛レバー、アサリ

精神疾患のうつ病ですが、予防効果のある栄養素はあります。**ビタミンB_{12}**を含むシジミ、焼きのり、赤貝、すじこや、**葉酸**を含む鳥レバー、焼きのり、枝豆などは神経過敏や集中力低下を抑えます。また、とうがらし、ニンニク、ピスタチオナッツに含まれる**ビタミンB_6**は神経伝達物質の合成に欠かせません。そのほか、**ショウガの鎮静作用**もうつ病に有効と考えられます。

脳血管疾患

基本12食材

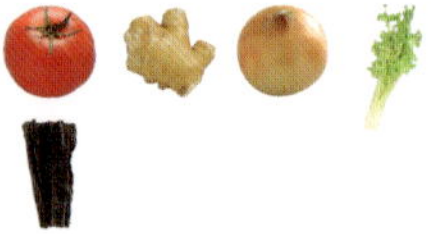

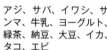

その他食材

アジ、サバ、イワシ、サンマ、牛乳、ヨーグルト、緑茶、納豆、大豆、イカ、タコ、エビ

脳は心臓と並んで酸素を大量に必要とする器官です。それゆえ血管に障害を起こしやすく、三大疾病のひとつ脳卒中を含む脳血管疾患患者は、２００８年の厚労省調査によると、１３４万人もいるそうです。ガンが増加傾向にあるのに対して、脳血管疾患は減少傾向を示していますが、一方で糖尿病を併発していることも多く、入院が数ヵ月に及ぶケースもまれではありません。

脳血管疾患の予防には、コレステロール値を下げ血液をきれいにし、血栓を作らせないことが大切。血液サラサラ効果があり中性脂肪や悪玉コレステロールを抑えるＥＰＡやＤＨＡ、コレステロール対策に有効なビタミンB_2やタウリンは予防効果が高いです。また、**納豆に含まれるナットウキナーゼは血栓を溶かし**、**乳製品に含まれるカルシウムは脳卒中の発症リスクを抑える**こともわかっています。これに抗酸化食材も加われば、血管病予防は万全です。

胃潰瘍・十二指腸潰瘍

▼

基本12食材

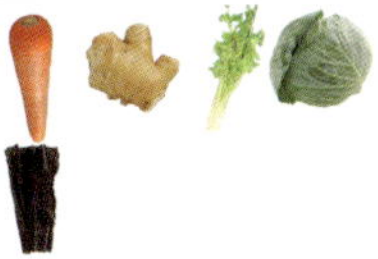

その他食材

納豆、レタス、ジャガイモ、シソ

胃潰瘍・十二指腸潰瘍は冷え体質に特徴的な病気です。冷え解消の特効薬のショウガは、胃粘膜の血流をアップさせる作用もあり、消化器系潰瘍の予防にも効果的。**抗潰瘍作用を発揮するビタミンU**も忘れてはいけません。芽キャベツやアオノリ、レタスには、ビタミンUが豊富に含まれています。なお、民間療法では、ジャガイモの黒焼きは消化器系潰瘍に効くとされています。

認知症

▼

基本12食材

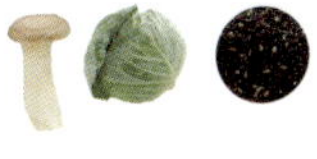

その他食材

バナナ、アジ、エビ、イワシ、カツオ、マグロ、うなぎ、柑橘類、イチゴ、カボチャ、さつまいも、春菊、タケノコ、赤ワイン、緑茶

認知症は大別すると脳血管性認知症とアルツハイマー型認知症の2つがあり、アルツハイマー型認知症の原因はいまだわかっていません。一方、脳血管性認知症は血栓や脳出血が原因であり、高血圧や糖尿病の患者に多い病気なので、高血圧、糖尿病、脳血管疾患の項も参考にしつつ、**グルコース、GABA、DHAや老化防止の抗酸化食材の摂取で、予防効果が得られます。**

免疫力を上げる生活術——朝

快食・快眠・快便は健康の源ですが、1日の生活のリズムは朝の過ごし方で決まります。すっきり目覚め、活動的な1日を送るための生活術の実践が、免疫力をアップさせるのです。

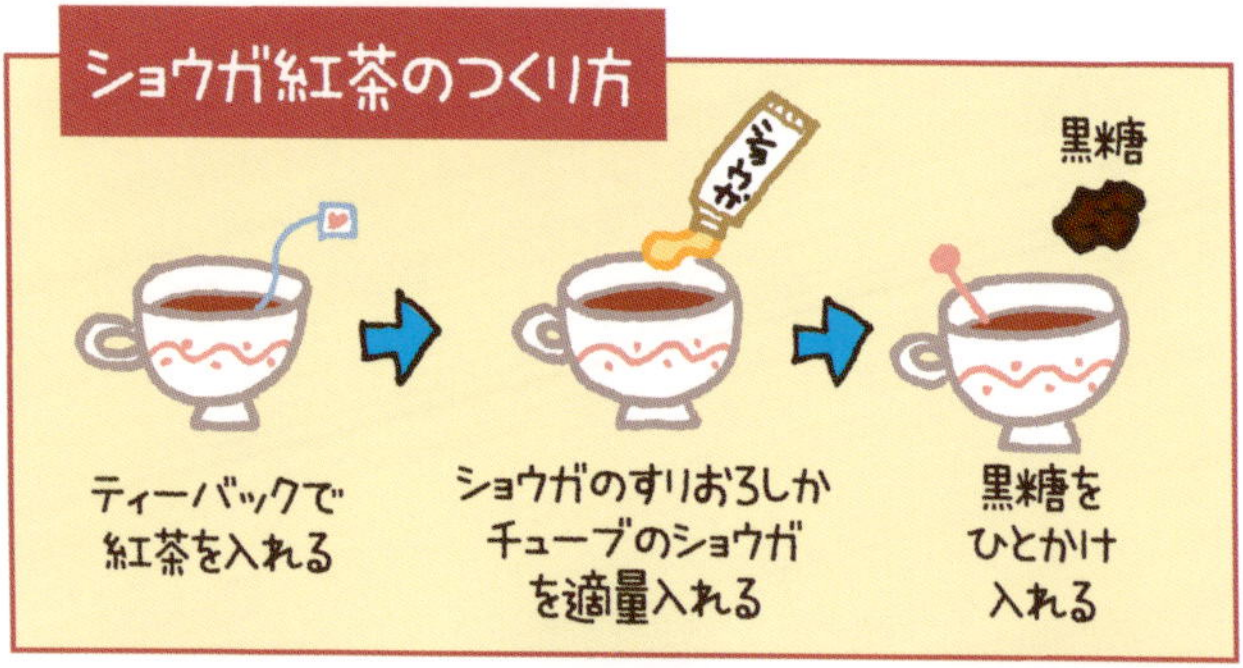

ショウガ紅茶のつくり方
ショウガ
黒糖
ティーバックで紅茶を入れる
ショウガのすりおろしかチューブのショウガを適量入れる
黒糖をひとかけ入れる

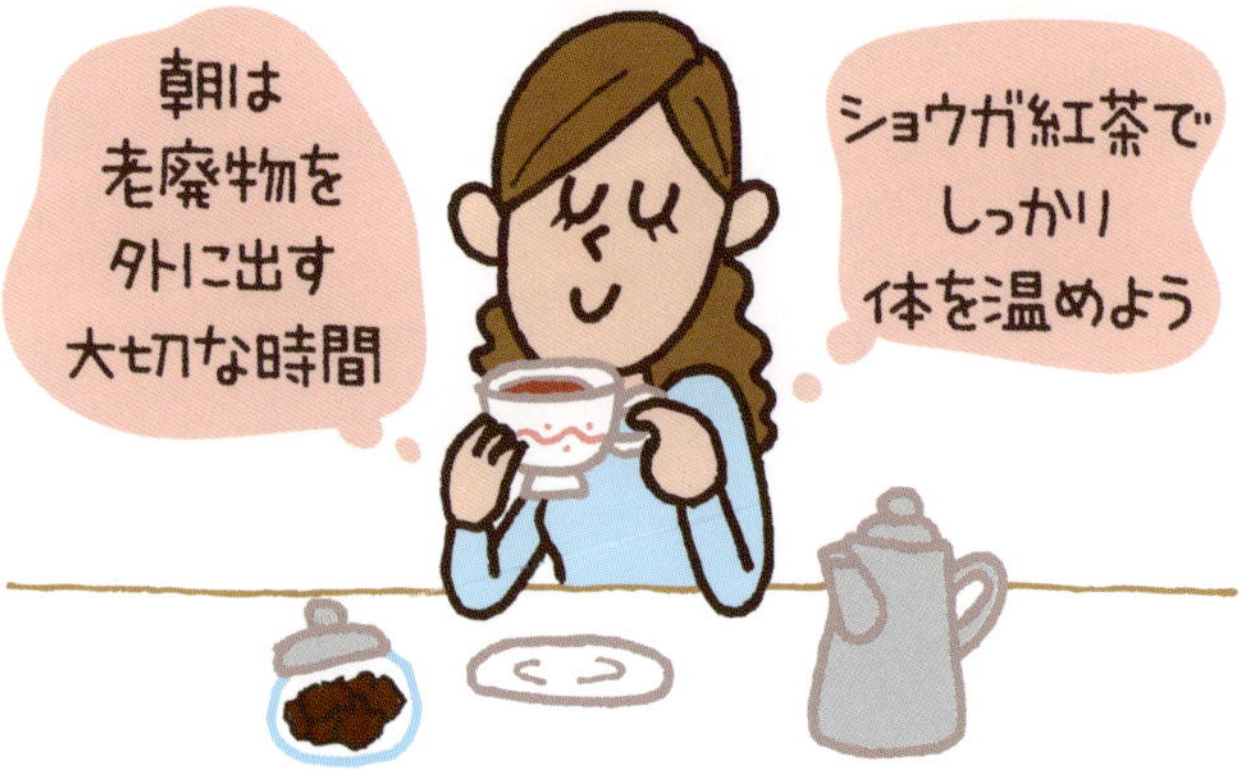

朝は老廃物を外に出す大切な時間
ショウガ紅茶でしっかり体を温めよう

免疫力をアップするための生活術のコツは、〝バランスとメリハリ〟。ぐっすり眠って、朝はすっきり目覚めることから、すべては始まります。目覚めたら、まずはカーテンと窓を開け、日光と外気を体に取り込み、体を目覚めさせましょう。

朝は忙しく、また食欲もわかない、という人もいますが、**無理に朝食を摂る必要はありません**。というのも、朝は老廃物を排泄するための時間帯だからです。睡眠中の体は短い断食状態にあり、老廃物を出すための準備をしている状態です。朝起きると、口が臭かったり目やにが出たりするのは、体から老廃物が排出されている証。そんな貴重な時間帯に食事をしてしまうと、腎臓や大腸などで老廃物の排泄のために使われる血液が胃腸に集まってしまいます。

朝食の代わりにコーヒーを飲むのも考えもの。コーヒーには抗酸化作用や動脈硬化の予防効果がありますが、体を冷やす陰性食材、しかも空腹時にたくさん飲むと体が冷えやすくなります。そこでおすすめしたいのが、ショウガ紅茶です。**糖分、ミネラル、水分を補い、体温め効果が高いショウガ紅茶は、目覚めにも免疫力アップにも最適なドリンク**なのです。

締め付けがきつい補正下着や靴は、血流を悪くして体を冷やすので要注意です。

免疫力を上げる生活術——昼

昼

日中は緊張状態が続く活動時間帯。食事や水分の摂り方によって、免疫効果も変わってきます。朝食がショウガ紅茶だけではお腹が空くので、適宜おやつも食べるようにしましょう。

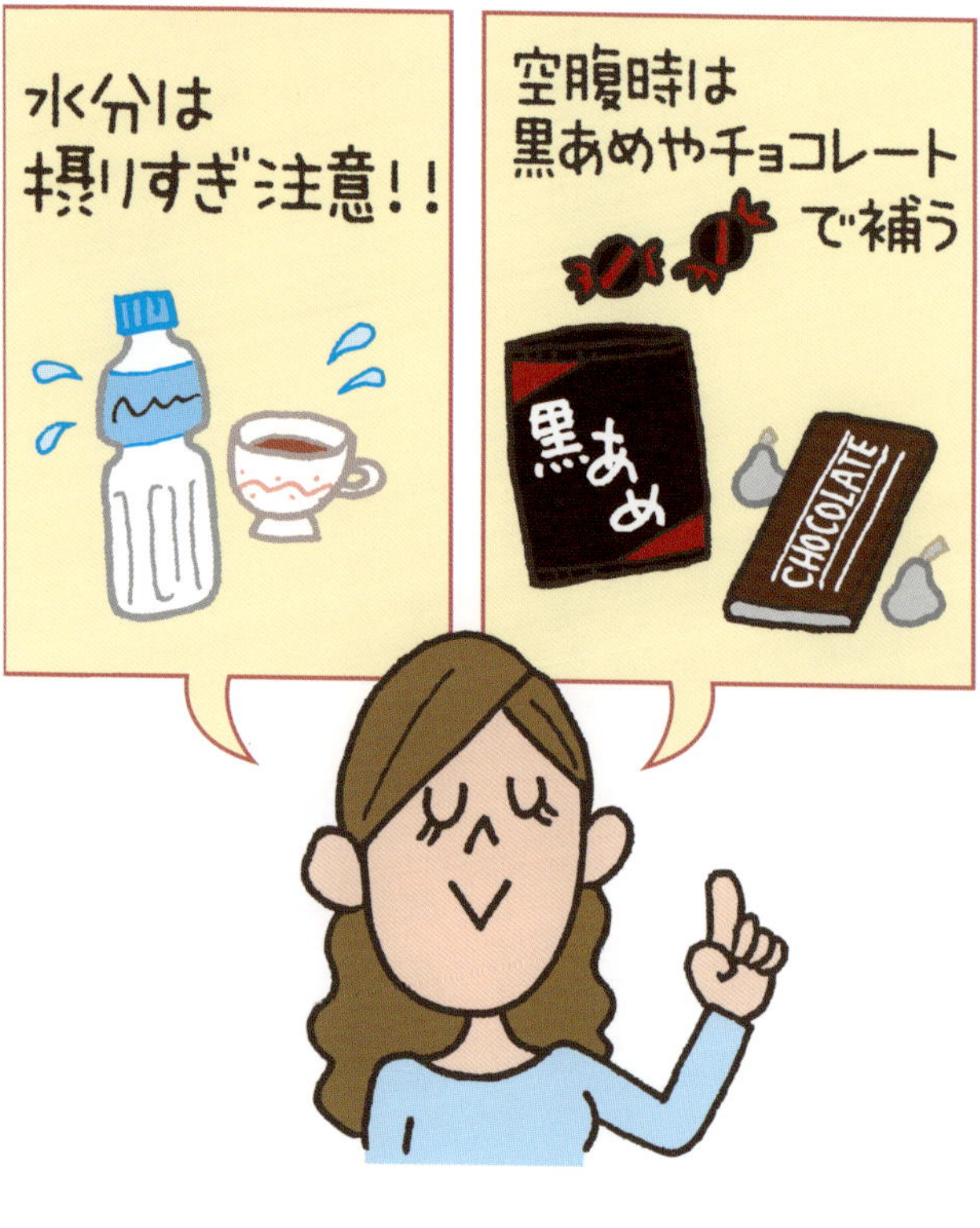

水分は摂りすぎ注意!!
空腹時は黒あめやチョコレートで補う
黒あめ
CHOCOLATE

夏

でも防寒対策が必要なほど、冷房が効きすぎている現代は、体温調節をつかさどる自律神経を乱し、体調不良を訴える人が大勢います。冷えは免疫力アップの大敵。朝食代わりにおすすめした、体温め効果のあるショウガ紅茶は、日中の水分補給にも適しています。水分補給といえば、こまめな水分補給が血液をサラサラにする、と考えられている風潮がありますが、これは大きな間違いです。**水分の摂りすぎは、体温を低下させ冷えをまねくので、代謝が低下して血行が悪くなり、血液に老廃物がたまりやすく、逆にドロドロになってしまう**のです。その点でも、体を冷やすミネラルウォーターや緑茶、清涼飲料水より、ショウガ紅茶がおすすめなのです。

　ランチまでの空腹は、チョコレート、黒あめなど黒いおやつで小腹を満たします。ただし砂糖は陰性食材なので、チョコレートは微糖タイプのものをチョイスしましょう。ランチのメニューに困ったらそばを。そばは消化がよく栄養価が高い陽性食材です。ネギや七味とうがらし、ダイコンおろしなどの薬味をたっぷりかけて食べれば、そばの薬効がさらに増します。

　日中は、なるべく屋外で日光に当たること。日光に当たると、よりよい睡眠が得られるようになります。

免疫力を上げる生活術——夜

夜

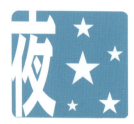

仕事や勉強から解放される夜は、外食の機会や酒席も多く、暴飲暴食にもなりやすいので気をつけましょう。外で一杯やったら、酔いざましと運動を兼ねて、ひと駅歩きましょう。

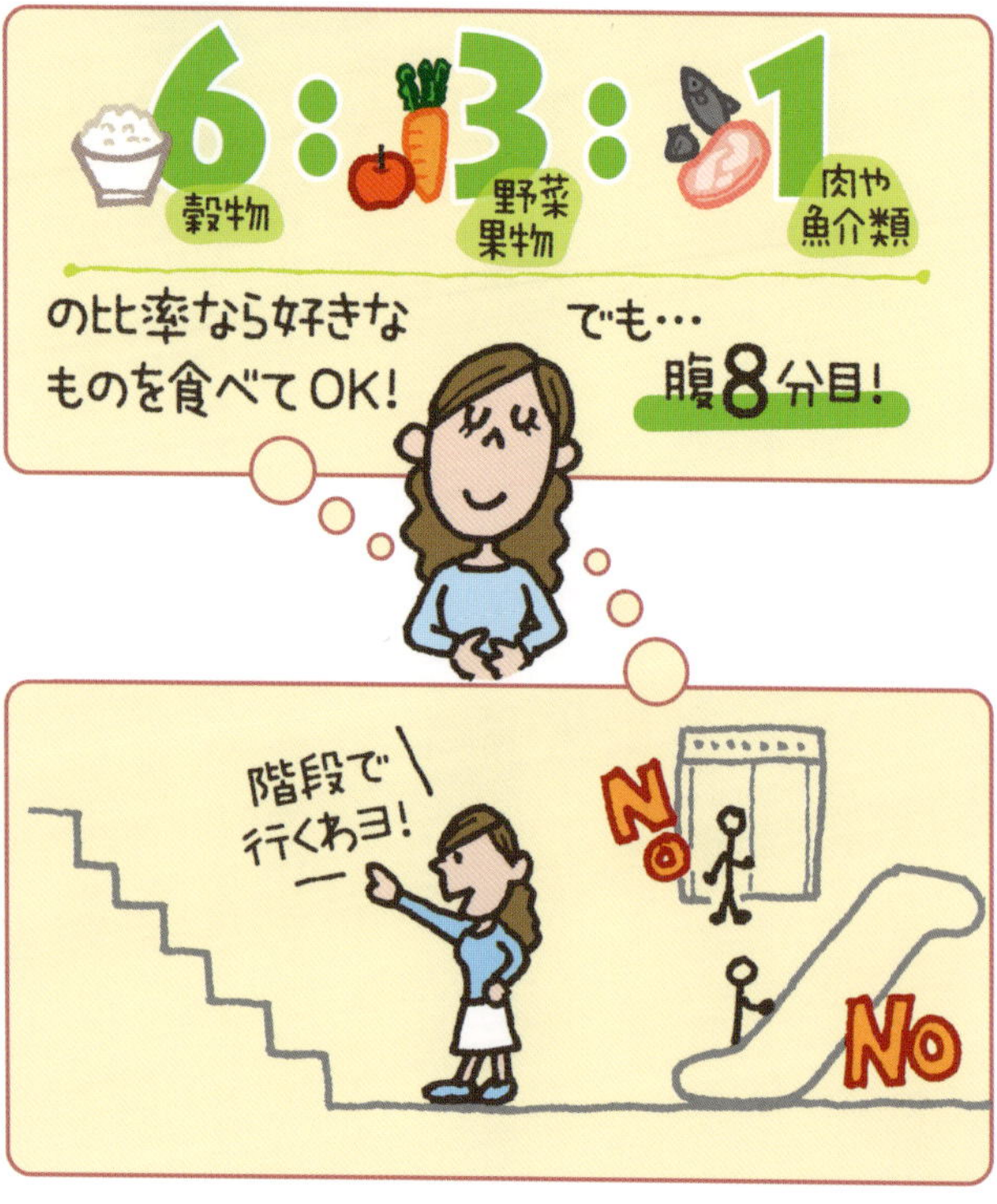

6：3：1
穀物
野菜果物
肉や魚介類
の比率なら好きなものを食べてOK!
でも…
腹8分目!
階段で行くわヨ!
NO
NO

体熱の40%を筋肉が産生する、ということはすでに書きましたが、**腰から下には全身の筋肉の70%が集中**します。つまり、**下半身の筋肉を鍛えることで冷えは解消され、免疫力もアップ**するのです。会社帰りにスポーツジムに通ってもいいでしょう。でも、わざわざジムに通わなくとも、例えば会社の最寄り駅から、ひと駅分を歩くだけでもいいのです。エレベーターやエスカレーターでなく、階段を使うのもいいでしょう。要は生活の中で、毎日無理なく続けられる運動をすることが大切なのです。

朝食をショウガ紅茶で済まし、昼食にそばを食べたなら、夕食は好きなものを食べてかまいません。その際、1日の食物摂取量が「穀物：6／野菜・果物：3／肉・魚介類：1」になるように心がけましょう。肉の脂肪分は体温でも十分に溶けず、腸内で毒素を発生する原因になるので、肉より魚介類を意識的に。アルコールはビールなら大瓶2本、お湯割りの焼酎なら3〜4杯、日本酒は2合、グラスワインは3杯までなら、百薬の長になります。

食事量は腹八分目を心がけて。食べ過ぎは、消化のために胃腸に血液が集まる時間が長くなり、体温低下をまねくだけでなく、血糖が増えすぎ、免疫細胞が病原菌を捕食する力が衰えてしまいます。

就寝前

免疫力を上げる生活術――就寝前

寝る前は1日の中でもっともリラックスできる時間帯。と同時に、快眠を得るための準備時間でもあります。ぬるめのお風呂にゆっくり浸《つ》かって、ストレスを解消しましょう。

お風呂の温度で効果は変わる

42℃<熱い>		<ぬるい>38℃
10分以内	入浴時間	30分
目覚まし 食欲の抑制など	効果	不眠症、ストレス 食欲不振などの解消
活動的	気分	リラックス
急に上昇	血圧	ゆっくり低下
活発	脈拍	ゆるやか
交感神経が働く	自律神経	副交感神経が働く

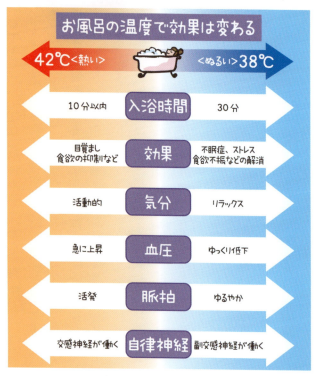

免疫力アップに睡眠が欠かせない理由は、ＮＫ細胞やＴ細胞の活動が睡眠中に活発になるからです。心地よい睡眠は、仕事や勉強で緊張状態にあった交感神経を鎮《しず》め、リラックスの副交感神経が優位になることで得られます。そこで活用したいのが入浴。お湯の温度によって得られる効果は変わってきますが、寝る前の入浴は、ぬるめのお風呂にゆっくり、が基本です。ぬるめのお風呂はリラックス効果、血行促進、老廃物の排泄作用、リンパの流れの改善、ストレス解消、血栓を溶かす酵素の分泌、皮脂の分泌による肌のうるおい、などに効果的です。呼吸器疾患や心臓病を患っていたり、長時間の入浴がつらい人は、半身浴を。30分も浸かっていれば、体が温まり汗も噴き出してきます。

過剰なストレスを受けると、副交感神経の働きが鈍り寝つきが悪くなる上に、緊張状態が続いて免疫力も低下します。そんなときは、思い切り泣いたり笑ったりして、不安や感情をため込まないこと。笑いは前頭葉を刺激し免疫活性ホルモンの分泌を促し、泣けば呼吸が深くなり血行がよくなって体が温まり、副交感神経の働きが高まります。

寝不足は免疫力を下げますが、実は寝過ぎも逆効果。必要以上に代謝を低下させ、血流を悪くしてしまうのです。

教えて先生！

Q 季節の変わり目に体調を崩しがち… 初夏は特に体がだるく感じます

季節の変わり目は体がだるく、風邪をひいたり体調を崩すこともしばしばあります。特に気温が急激に変化する、初夏のシーズンがもっともつらいです。このような症状は食生活で変えられますか？　ちなみに夏バテはしたことがなく、体は丈夫なほうです。

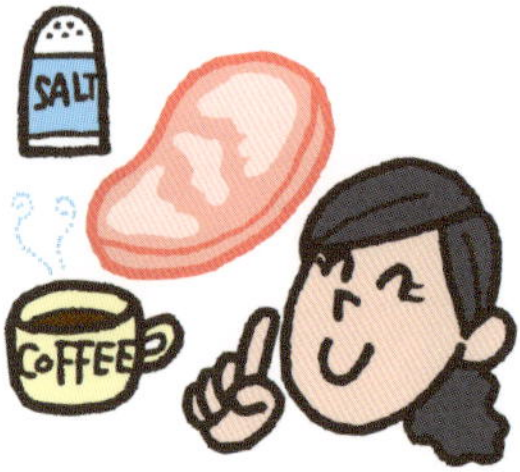

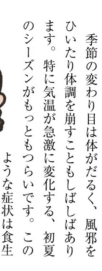

A

夏はリラックスの副交感神経、冬は緊張の交感神経が優位に働きます。その中間の**春と秋は、交感神経と副交感神経の活性を切り替える季節**。春や秋に体調を崩す人が多いのは、切り替えがスムーズにいかないからです。日頃からウォーキングやハイキングなどの運動で、体を鍛えることが効果的ですが、交感神経を刺激してシャキッとした体にするために、肉や塩、コーヒーを多め摂るのもいいでしょう。

教えて先生!

Q 夏でも汗をかかないのは異常でしょうか?

ここ4~5年、夏場でもあまり汗をかかなくなりました。営業で外周りをする身としては、汗だくになることもなく助かるものの、代謝が落ちているのではないかと気がかりでなりません。よきアドバイスをお願いいたします。

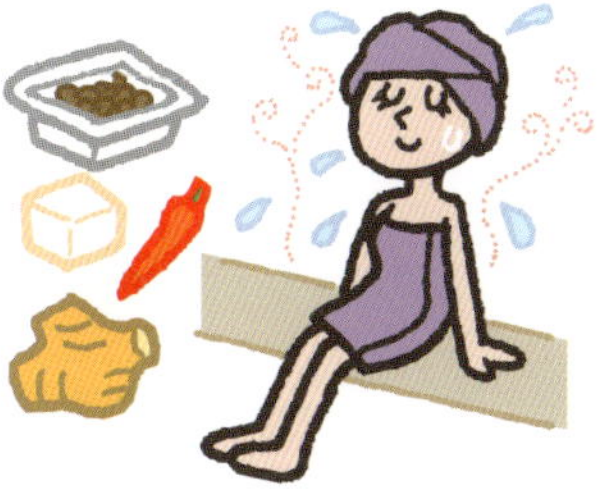

A

普段の生活や運動、あるいは入浴やサウナなどで、体温が1度上がった頃に発汗は始まります。仕事も生活も変わらないのに、以前より汗をかかなくなったということは、**体温が低下している証拠**です。陽性食品を積極的に食べ、入浴・サウナなどで体を温めましょう。また、大豆ペプチドを含む納豆や豆腐、発汗作用のあるショウガや唐辛子を摂取して、代謝を上げる工夫をされてみてはいかがでしょうか。

教えて先生！

Q 生理前の体調不良に悩んでいます

生理前になると風邪をひきやすくなったり、吹き出ものが出やすくなったり、のどが痛んだりします。生理中は免疫が落ちる、という話は聞いたことがあるのですが、生理前でも免疫は落ちるのですか？

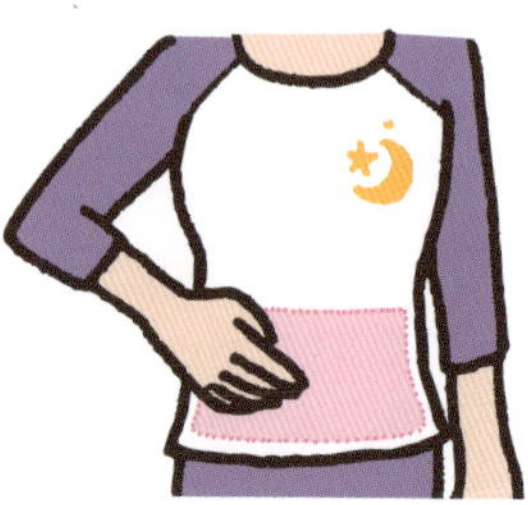

A

女性は生理前に体温が低くなり排卵前に上昇します。よって、**生理前～生理中はむくみ・だるさ・風邪をひきやすくなる**など、体温低下にともなう免疫低下の諸症状が現れやすくなります。体を温める陽性食品をしっかり食べ、入浴やサウナなどで体を温め、体温を上げるように心がけましょう。寝る時は、腹巻きをしてお腹を冷やさないようにすると、より効果的です。

教えて先生！

Q 蚊に刺されるとひどく腫れます

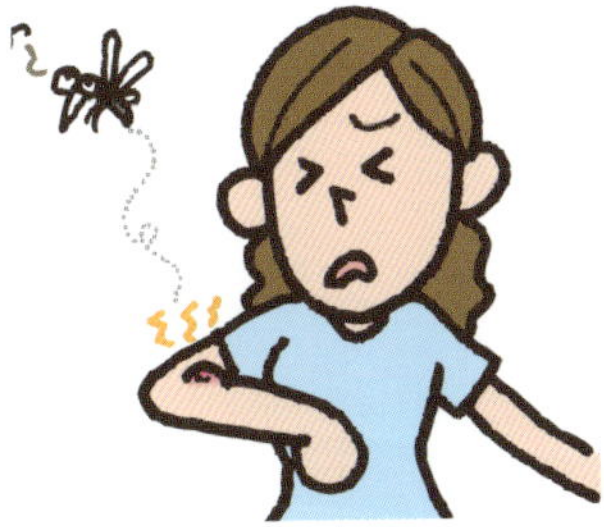

体質的なものだとは思うのですが、蚊に刺されただけでも直径15㎝ほど腫れ上がり、2週間ほど腫れやかゆみがひきません。夏でも肌を出して外出できないばかりか、蚊が入ってくるのではと考えると窓を開けるのも億劫《おっくう》です。

A

蚊に刺されやすい人は、漢方でいうところの**「色白・水太り」タイプ、つまり「陰性体質」の人に多い**のです。陰性体質は女性に多く、冷え症で寒がりという特徴があります。あなたもそのタイプと思われますので、日頃から入浴、サウナ、運動などでよく汗を出し、紅茶またはショウガ紅茶など、利尿作用のあるもので水分補給、排泄をするよう心がけましょう。そうすれば、蚊に刺されにくくなりますよ。

教えて先生！

Q 運動不足のせいか、駅の階段で息切れするように…

最近、駅の階段の昇り降りで息切れするようになり、体力の衰えと運動不足を痛感しています。学生時代にやっていたテニスをまた始めようか、とも考えていますが、休日は家族サービスで時間がとれません。やはり運動はしたほうがいいのでしょうか？

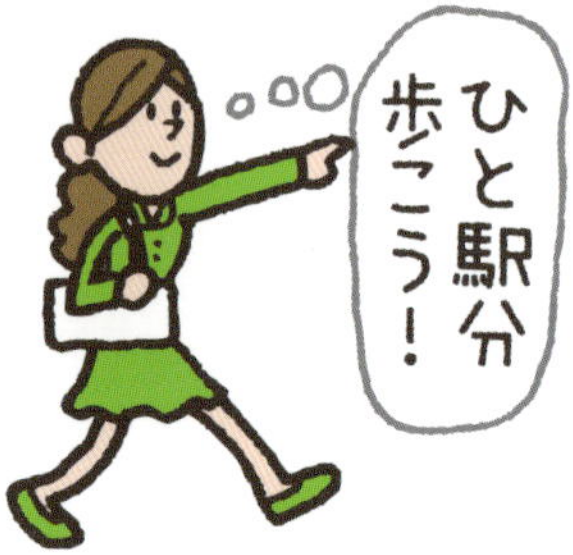

A

定期的に運動をしていないと背すじ、おしり、脚など体重を支える筋肉から低下し、**30～40歳代で１年間に約２２７ｇも筋量が落ちます**。運動不足は免疫力低下をまねきかねません。家でできる運動、例えばスクワットや腕立て伏せを行い、積極的に家事で体を動かしたり子供と一緒に運動する、あるいは通勤時にひと駅前で降りて歩くなど、日常生活の中にぜひ運動を取り入れる工夫を。

教えて先生！

Q ダイエットによる体調不良が心配です

13kgのダイエットを決意し4月から始めました。3ヵ月間で7kgダウンに成功し、いまのところは順調そのものです。ただ、過度なダイエットで体調不良をきたさないだろうか、という新たな悩みに襲われています。このペースで続けても問題はないでしょうか？

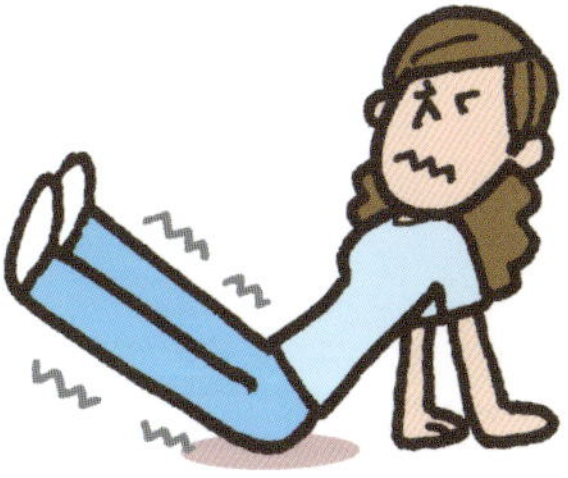

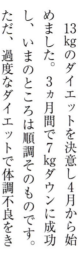

A

ダイエットしても心身ともに調子がよければ、まったく問題はありません。**冷えはダイエットのさまたげにもなるので、陽性食材を中心にバランスのとれた食事を摂《と》る**ことをおすすめします。ただ、ダイエット中は筋力が落ちやすくなるので、特に筋肉運動を怠《おこた》らないように気をつければ、かなり減量しても大丈夫でしょう。

教えて先生!

Q 免疫力アップでアレルギーはひどくならない？

3年前からダストアレルギーに悩まされています。インターネットで調べたところ、アレルギーは特定の異物に対して免疫が過剰に働いている状態、だそうです。そこで質問なんですが、免疫力を上げることでアレルギー反応がより強く出たりしないのでしょうか？

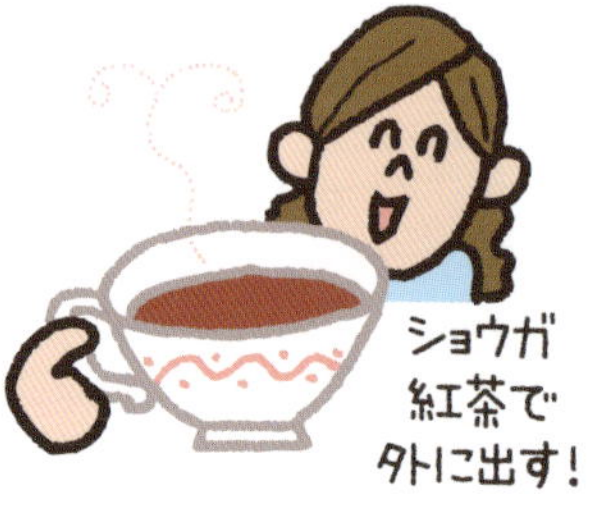

A

西洋医学的にはアレルギーはアレルゲン（原因物質）に過剰に反応することで起こるとされています。しかし漢方的にいうと、〈結膜炎…涙〉〈鼻炎…くしゃみ、鼻水〉〈ぜんそく…水様痰〉〈アトピー…湿疹〉のように体内の余分な水分の排出現象なので、**体内の水分過剰こそアレルギーの原因**です。運動・入浴などで発汗し、ショウガ紅茶など利尿作用の強いもので余分な水分を排泄すれば問題ありません。

食材別INDEX

●は行

●ま行

●や行

●ら行

●わ行

［著者紹介］

医学博士／イシハラクリニック院長

石原結實（いしはら・ゆうみ）

1948年、長崎市生まれ。長崎大学医学部卒業後血液内科専攻。同大大学院医学研究科博士課程修了。難病治療の食餌療法で世界的に知られるスイスのベンナー病院や、長寿地域で知られるコーカサス地方（グルジア共和国）などで自然療法を研究。グルジア科学アカデミー長寿医学会名誉会員。現在、イシハラクリニック院長として、漢方薬と食餌療法による独自の治療法を実践するかたわら、テレビ、ラジオ、雑誌、書籍などで石原式健康法を提唱。『「体を温める」と病気は必ず治る』（三笠書房）、『生姜力』（主婦と生活社）、『ガンにならない食べ方、生き方』（PHP研究所）、『石原結實の食べ物健康事典』（日本文芸社）など、著書は100冊を超える。

レシピ制作／料理

藤沢セリカ（ふじさわ・せりか）

ハワイ・アイランド料理研究家。アンチエイジングアドバイザー。ハーブコーディネーター。パティシエ、フレンチのシェフのもとで経験を積んだ後、バリ島、タイ、カリフォルニア等の世界のさまざまなレストランで修業。ハワイ滞在を機に、本格的に料理研究家としての活動を開始した。近著に『Theハワイアンパンケーキレシピ』（河出書房新社）、『おうちでハワイアンごはん60』（宝島社）。http://www.aloha-deli.com/

STAFF

企画・編集／土屋幸仁、成田すず江、鈴木昌洋（株式会社テンカウント）

デザイン／真野恵子

スタイリング／South Point

イラストレーション／BIKKE

撮影／天野憲仁（日本文芸社）

画像協力／Shutterstock.com

免疫力がぐんぐんアップするカラダに効く食べ物

2015年 1月 1日　第1刷発行

2017年10月 1日　第3刷発行

著　者　石原結實

発行者　中村　誠

印刷所　図書印刷株式会社

製本所　図書印刷株式会社

発行所　株式会社日本文芸社

〒101-8407　東京都千代田区神田神保町1-7

TEL 03-3294-8931（営業），03-3294-8920（編集）

※本書は2010年発行『みるみる免疫力がアップする食べ物』を加筆・再編集したものです。

ISBN978-4-537-21244-0

112141210-112170914Ⓝ03

編集担当・坂

URL　http://www.nihonbungeisha.co.jp